漫画启蒙中医药文化儿童趣读丛书

总主编　吴水生

芪爷爷与人参娃 4

——细说疗法

主　编　吴水生　冯文娟

全国百佳图书出版单位

中国中医药出版社

·北京·

图书在版编目（CIP）数据

芪爷爷与人参娃 . 4，细说疗法 / 吴水生，冯文娟
主编 . — 北京：中国中医药出版社，2022.6
（漫画启蒙中医药文化儿童趣读丛书）
ISBN 978 - 7 - 5132 - 7161 - 5

Ⅰ . ①芪… Ⅱ . ①吴… ②冯… Ⅲ . ①中国医药学—
文化—儿童读物 Ⅳ . ① R2-05

中国版本图书馆 CIP 数据核字（2022）第 005377 号

中国中医药出版社出版

北京经济技术开发区科创十三街 31 号院二区 8 号楼
邮政编码 100176
传真 010-64405721
河北省武强县画业有限责任公司印刷
各地新华书店经销

开本 889×1194 1/24 印张 8.25 字数 236 千字
2022 年 6 月第 1 版 2022 年 6 月第 1 次印刷
书号 ISBN 978 - 7 - 5132 - 7161 - 5

定价 49.80 元
网址 www.cptcm.com

服 务 热 线 010-64405510
购 书 热 线 010-89535836
维 权 打 假 010-64405753

微信服务号 zgzyycbs
微商城网址 https://kdt.im/LIdUGr
官 方 微 博 http://e.weibo.com/cptcm
天猫旗舰店网址 https://zgzyycbs.tmall.com

如有印装质量问题请与本社出版部联系（010-64405510）

《芪爷爷与人参娃4——细说疗法》
编委会

主　编　吴水生　冯文娟

副主编　吴霖成　杨嘉雪

编　委　（按姓氏笔画排序）

　　　　吴　蔚　张钰沁　卓至丽　赖俊宜

画　手　（按姓氏笔画排序）

　　　　小　时（艺名）　方少兰　严　佳　何茂葵

王 序

记得二十多年前我曾在中国科学技术学会常务委员任上担任"大手牵小手"的科普工作，包括举办讲座、编写儿童读物、接待少年报记者等，深刻地体会到这是一件很有意义的工作。但这对于我，一个从事中医临床的老医生确有难处，只能是认真学习，找回童心，尽我的责任把事办好。当时听说北京中医医院院长王莒生等编写了一本诠释中医学内涵的读物送给小学生们阅读，为此我与少年报特约小记者走访了北京东城区史家胡同小学五年级的小朋友，收获了几点好评：一是图文并茂的书更易于读懂，二是有利于身心健康，三是体会到中医学对于促进民族繁衍生息的伟大意义。其中一位小朋友对"气"是物质这一知识点还提出疑问：文学的气势、风骨不也是"气"吗？显然，形立神生亦是气。我试着讲了些没有文字的史前期的一元和合之气和"尚一""尚同"的古代哲学科学在当今现实生存环境的体现，孩子们很感兴趣。

今阅吴水生博士主编的《漫画启蒙中医药文化儿童趣读丛书》，将"健康中国"理念和中医药学术传播切实落到了青少年人群，试图将中医学科学的深邃内涵用喜闻乐见、轻松活泼的漫画形式展现给青少年读者，配合浅显易懂的现代语言，令中医药学知识更加易学好懂。作者团队以寓教于乐的形式将中医中药的理论与实践用纸版漫画展现出来，通过阅读让少年儿童学习了解中医药学中关于日常膳食、生活起居、衣食住行等知识，把健康带回家。这是一项中华民族伟大复兴、重振国学传统文化的科普工程。我相信这套丛书的出版将能很好地提升少年儿童及民众的中医素养。感谢作者们的信任，谨志数语为序。

中国中医科学院名誉院长

中国工程院院士　　王永炎

2022 年 2 月

李 序

　　中医药学是中国古代科学的瑰宝，也是打开中华文明宝库的钥匙。作为中国传统文化的重要组成部分，在未来健康医学的发展中，中医药学拥有人类最先进的健康理念，这是祖先留给我们的宝贵财富。党的十九大报告中提出，要推动中华优秀传统文化创造性转化、创新性发展，传承发展中医药事业。如何把中医药文化知识以喜闻乐见的形式传播给广大的老百姓，尤其是中小学生，这就成为摆在中医药工作者面前的一个重要的任务。

　　吴水生教授是我的学生，也是多年的好朋友。他勤奋好学、博采众长。30 多年来一直活跃在教学、科研和临床第一线，在教学、科研领域颇有建树，深受广大学生们和患者们的好评。30 多年的学习和工作中，他对中医药学有着深深的热爱和深刻的理解。《漫画启蒙中医药文化儿童趣读丛书》是吴水生教授的创新，他用智慧把本来晦涩难懂的中医药理论变成大家愿意看、喜欢看、看得懂、学得会的知识，以一种生动活泼的形式展现给大家。

　　大道至简。但是，如何宣传普及中医药学知识，本身就不是一件很容易的事，尤其是对于现代的孩子们来说，他们普遍学习的是现代的科学知识，而对于中医的传统的思维和知识体系，就显得十分陌生。吴水生教授用非常巧妙的方式，从内容的选择、文字的表述，到图像的制作、顺序编排等都体现了一个优秀中医药科普工作者的良苦用心。正因为吴教授的努力，使得我们能够信手拈来。本来晦涩的中医药学不再难懂，本来似乎很古老的中医知识变得不再遥远。我相信从《漫画启蒙中医药文化儿童趣读丛书》中，每个人都可以感受到中医学的魅力及其对人类健康发挥的重要作用，也一定会有不少的收获和体会。我们期待着，丛书的面世将助力中医药知识的普及和文化传承，也为大家的健康带来更多的帮助。

本套丛书付梓之际，吴教授让我为之作序，我想这本身是对中医科普的一种支持，也是对吴教授创新精神的感佩，故欣然允之！

是为序！

中华中医药学会中医诊断学分会主任委员

世界中医药学会联合会中医健康管理专业委员会会长　　李灿东

福建中医药大学校长

2022 年 2 月

前 言

　　中医药学是中国古代科学的瑰宝，也是打开中华文明宝库的钥匙。中医药丰富、灵活的治疗手段和"治未病"的先进理念，为人们的身心健康提供了多元化的选择，尤其是经历了非典型性肺炎（SARS）与新冠肺炎（COVID-19）传染病的洗礼，中医药的显著疗效更是唤醒了国人对中医药的重新认识与热爱。

　　中医药传承至今已有 2500 多年的历史，为中华民族的繁衍昌盛做出卓越贡献，也对世界文明进步产生了积极影响。如何切实继承好、发展好、利用好中医药是当代中国人尤其是中医药人不容回避的问题。文化自信是"四个自信"中更基础、更广泛、更深厚的自信，中医药是中华文明的有机组成部分，增强文化自信，大力推广与普及中医药文化，培养中医药人才，需要从娃娃抓起。然而，由于中医药理论比较艰涩、枯燥和抽象，对新时代的少年儿童吸引力小，孩子们缺乏兴趣，主动接触与学习机会不足，自然对中医药文化知之甚少。

　　窗口前移，教育先行，孩子们是祖国的未来，文化的传承要从少年抓起！针对这一情况，结合少儿对网络及动漫的热爱，我们想到可以将中医药知识转化成浅显易懂、风趣幽默的漫画形式，并利用互联网进行宣传，以吸引少年儿童对中医学及传统文化的兴趣，把中医的种子撒进娃娃心里。基于这一理念，我们开始在学校、社会上公开招募拥有扎实中医药学理论基础的写手及专业漫画师，于 2017 年成立"人参娃中医药文漫创意团队"，明确创作思路及未来发展目标，开启了中医药理论变身漫画的征程。这一征程充满了坎坷，但也充满了希望，如何用通俗易懂的话语，把艰涩、专业、枯燥、抽象的中医药知识用通俗甚至是诙谐幽默的白话文形式表达，并最终以充满现代气息的卡通漫画形式来呈现，是我们不断探索与努力的目标。功夫不负有心人，在福建省财政厅科教文卫处与福建中医药大学学工处等单位及个人等多方面的支持与鼓励下，历时近 4 年的时间，终初见成果。《漫画启蒙中医药文化儿童趣读丛书》以中药拟人化形象芪爷爷与人参娃为故事主人公，开启了一段段奇妙的中医探秘之旅，共分为芪爷爷与人参娃妙解成语、趣谈本草、慢讲养生、细说疗法、遍访名家、品读古籍 6 个分册，希望通过这一漫画系列，带领少儿探索、发现神奇而有趣的中医药世界，让少儿们在阅读中逐步认识（接触）中医、认知（了解）中医、认可（推崇）中医，让更多优秀人才投身于中医药的复兴事业。

通过漫画的形式来讲述中医药的内容，以启蒙少儿读者、引发他们的兴趣，是一个崭新的形式与尝试，要求做到中医药知识与漫画创作表达之间的共融与匹配，这是我们在创作过程中遇到的难点与瓶颈。因而，我们的这套丛书不可避免存在不足与纰漏，还望读者提出宝贵的意见和建议，以便再版时完善。

吴水生

2022 年 2 月

编者寄语

　　中医药是中华民族的瑰宝，为中华民族的繁衍昌盛起到了不可替代的作用。从人文始祖炎黄二帝，到神医华佗、医圣张仲景，再至近现代名家张锡纯……一代代中医药先贤用他们的智慧与汗水守卫一方百姓的健康，并著书立说，古籍流芳，传承百世，护佑中华民族繁衍生息，长盛不衰。他们千百年来积累的中医药文化，已一点一点渗入我们日常生活中的方方面面：路边一株不起眼的小草，也许就是可以治病救人的中药；一块小板子抹上油在身上刮一刮的简单疗法，就能刮去身体的病痛；妈妈精心准备的药膳，不仅味美可口，还能养生治病；随口说的一个四字成语，也许就蕴含着中医药博大精深的理论知识……中医药文化看似精深难懂，实则就在我们身边，等待我们用心感悟，尽心发掘。

　　新时代已然到来，"传承精华，守正创新"的使命也将传递到年轻一代的肩上。让青少年在阅读中逐步从接触到认识中医，从认知到由衷认可进而推崇中医，主动传承中华优秀传统文化，增强民族文化自信，是我们创作的初衷，更是我们坚持的动力。

　　书籍是人类文明的摇篮，是知识的海洋，我们精选部分中医药文化承载其中，著成本系列丛书，衷心希望广大青少年能从中领略中医药文化独特的魅力，打开探索中医药世界的大门，并将所学所思分享给身边的家人和朋友，让更多人了解中医，爱上中医，让更多优秀人才投身于中医药的复兴事业！

人物介绍

1. 人参娃

系列书籍主人公，活泼可爱，形象百变，是一个对中医药学充满热爱与好奇的小人参，立志要像芪爷爷一样成为医术高超、济世救人的良医。

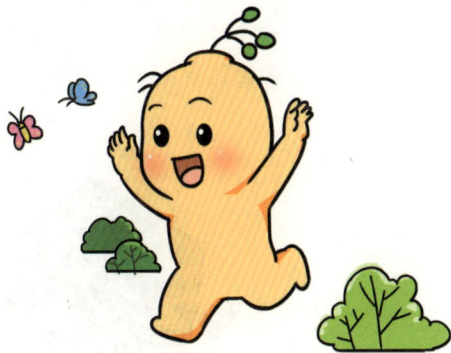

2. 芪爷爷

上知天文、下知地理，是一位博学多才的老中医，对人参娃疼爱有加又不失严厉，希望他能成为优秀的中医接班人，同时带动更多的人传承发扬博大精深的中医药文化。

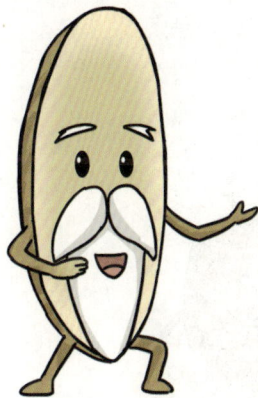

3. 生姜奶奶

性格爽朗，办事利落，刀子嘴豆腐心，是芪爷爷的好伴侣、好帮手，熟知中药知识，做得一手好药膳，是孩子们的营养师。

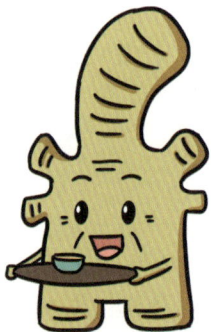

4. 大黄将军

芪爷爷的邻居，力大无穷，性格豪爽，不拘小节，喜欢结交朋友。

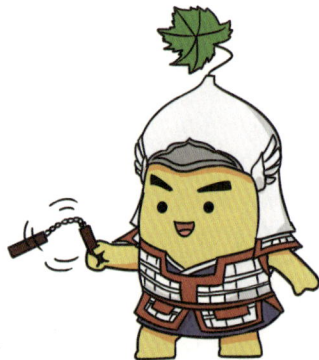

5. 枣妹妹

人参娃的好朋友，性格开朗，热情好客，是大人们的"小棉袄"，朋友们的"小太阳"，总能带给大家温暖和亲切感。

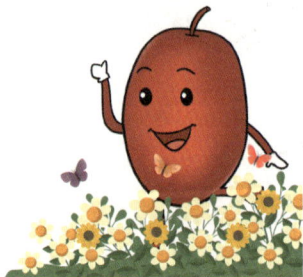

6. 小淘杞

人参娃的好朋友，著名的淘气包，爱耍小聪明，但总是聪明反被聪明误，吃了很多哑巴亏，是同学们的快乐源泉。

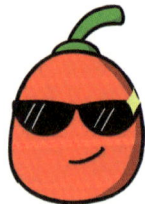

7. 磁娃娃

人参娃的好朋友，虽然年龄不大，但成熟稳重，活脱脱一个"小大人"，经常帮助人参娃排忧解难。

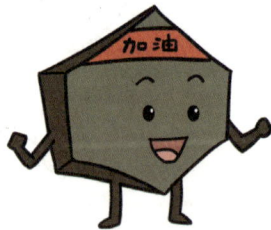

目 录

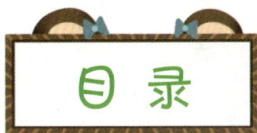

微信扫描二维码
更多惊喜资源等你来!

第一章　中药的魅力

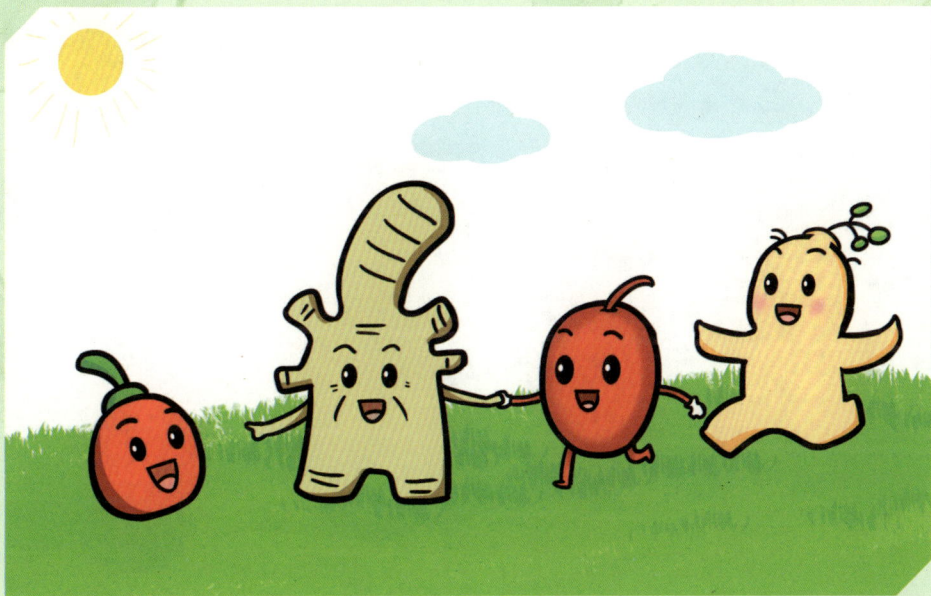

第一节　内服中药有讲究

人参娃感冒了，但是他不想喝苦苦的中药。

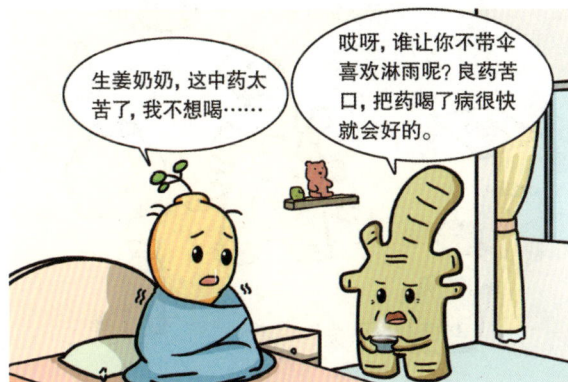

于是他跟生姜奶奶讨价还价。

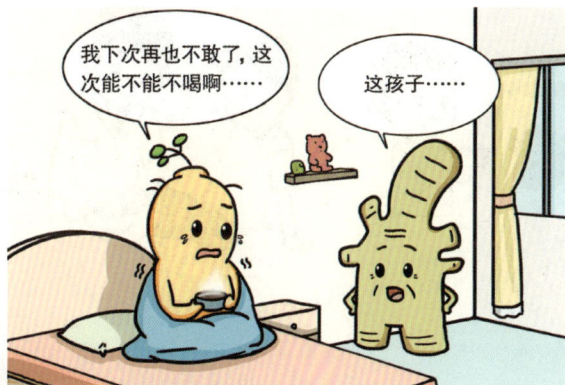

为了让人参娃好好喝药，生姜奶奶便和他说起了内服中药的重要性。

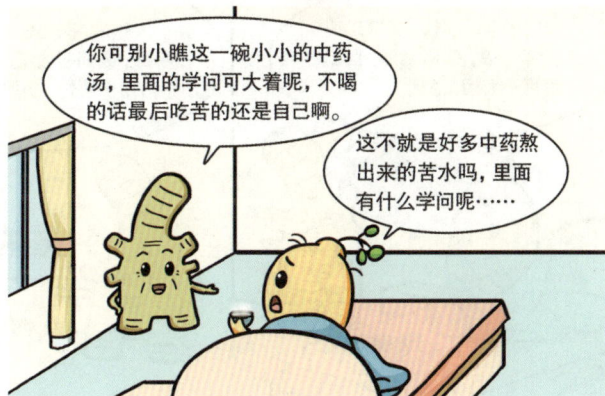

药物治疗是中医最常见的治病方法，其中以内服中药为主，外用中药为辅。

不过内服中药可不仅仅是喝中药汤剂，还包括了药丸、药酒、药膏等多种剂型。

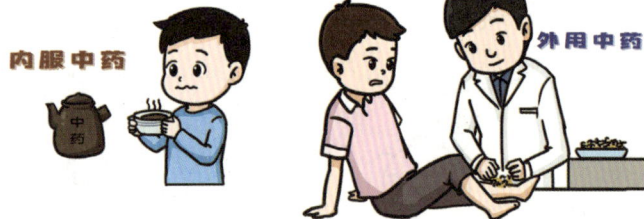

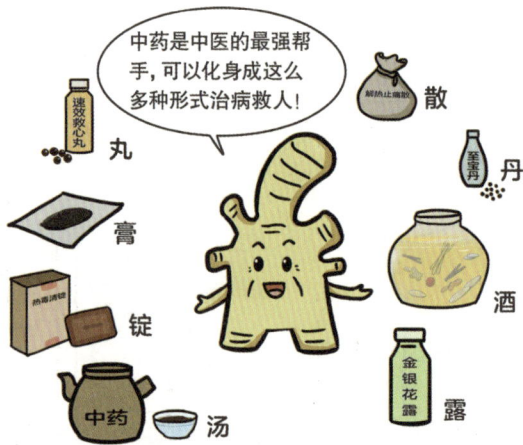

内服中药

外用中药

中药是中医的最强帮手，可以化身成这么多种形式治病救人！

速效救心丸 丸

解热止痛散 散

膏

至宝丹 丹

锭

中药 汤

金银花露 露

酒

中药剂型不同，作用的强弱也不完全相同。

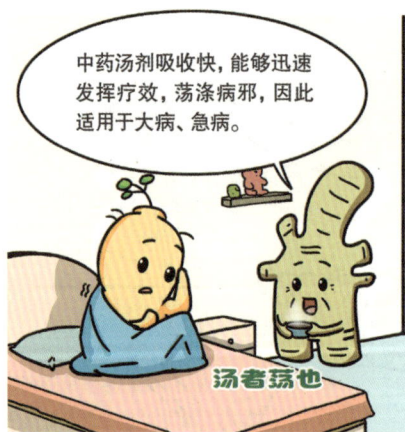

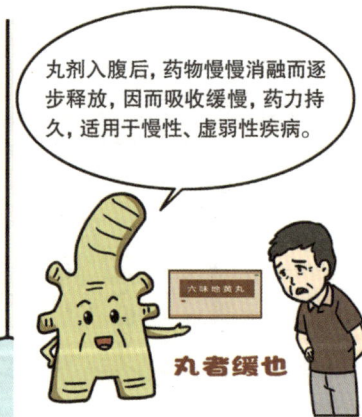

中药汤剂吸收快，能够迅速发挥疗效，荡涤病邪，因此适用于大病、急病。

丸剂入腹后，药物慢慢消融而逐步释放，因而吸收缓慢，药力持久，适用于慢性、虚弱性疾病。

汤者荡也

六味地黄丸

丸者缓也

通过服用对证的中药，能够鼓舞人体正气，从内而外地驱邪外出，从而恢复健康。

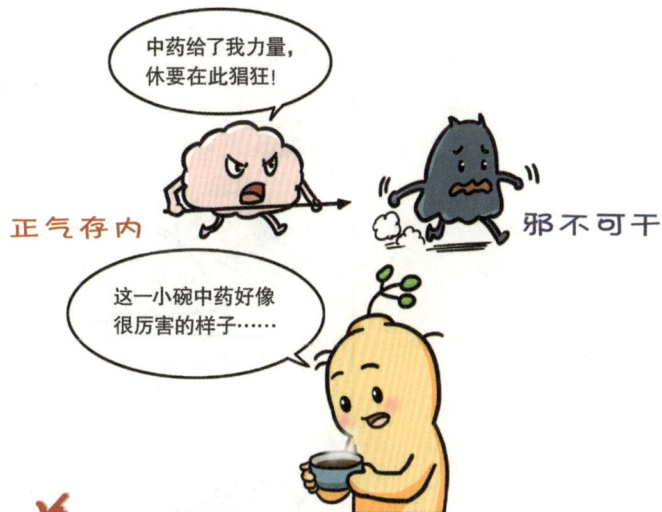

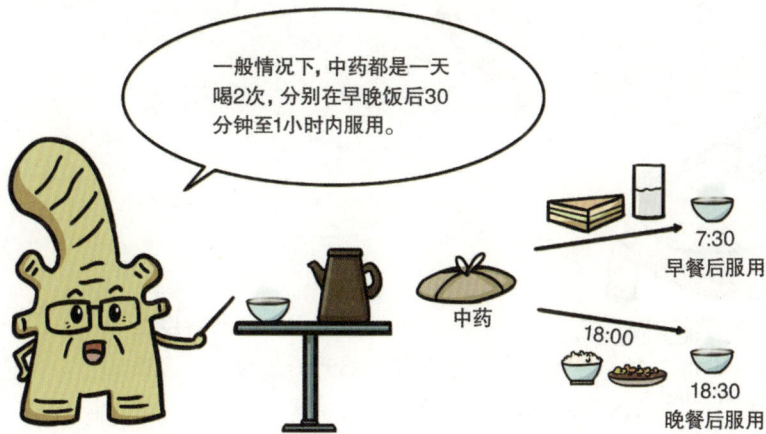

中药给了我力量，休要在此猖狂！

正气存内

邪不可干

这一小碗中药好像很厉害的样子……

一般情况下，中药都是一天喝2次，分别在早晚饭后30分钟至1小时内服用。

中药

7:30
早餐后服用

18:00

18:30
晚餐后服用

不过，中药内服的时间可不是随意的。

对于一些特殊疾病，服药时间就相对特殊。

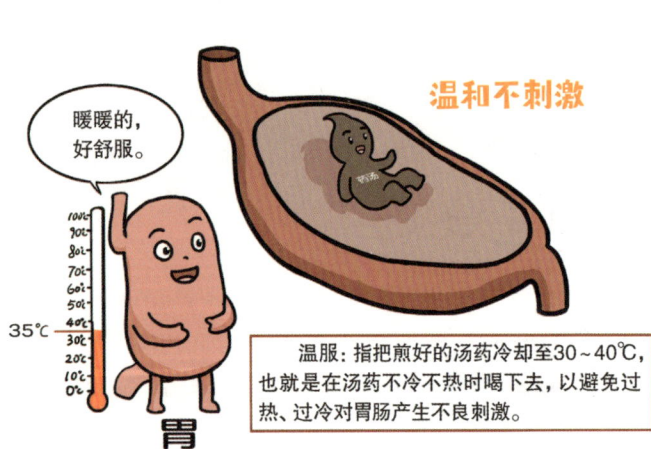

服药时间：睡前30分钟至1小时。
目　的：让失眠患者更好地进入梦乡。
安神药

服药时间：饭后及时服用。
目　的：让药食充分接触，发挥最大药效。
别怕！我来帮你"消灭"它们！
消食药　胃

服药时间：饭前约1小时空腹服用。
目　的：避开食物的阻碍，让脾胃充分吸收药效。
补益药　胃

服药时间：不分时间，应尽快服用。
目　的：争分夺秒，抢救病人生命。
我来救你了！
救急药

温和不刺激

暖暖的，好舒服。
35℃
胃

温服：指把煎好的汤药冷却至30～40℃，也就是在汤药不冷不热时喝下去，以避免过热、过冷对胃肠产生不良刺激。

另外，内服中药对温度也是有要求的，一般情况下应该温服。

而针对寒热比较明显的疾病，服用中药的温度就可以和病邪"对着干"。

有的人觉得中药苦，会在中药里加些糖，这样的做法是不提倡的。

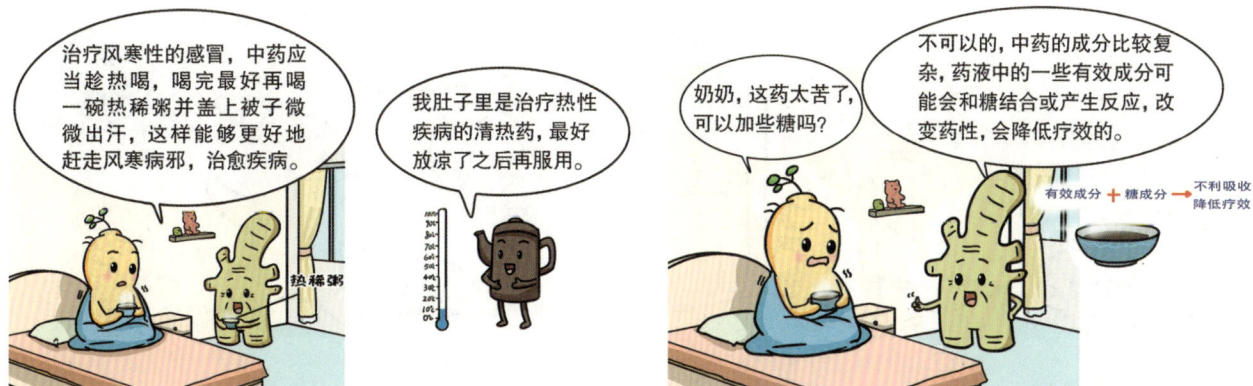

治疗风寒性的感冒，中药应当趁热喝，喝完最好再喝一碗热稀粥并盖上被子微微出汗，这样能够更好地赶走风寒病邪，治愈疾病。

我肚子里是治疗热性疾病的清热药，最好放凉了之后再服用。

奶奶，这药太苦了，可以加些糖吗？

不可以的，中药的成分比较复杂，药液中的一些有效成分可能会和糖结合或产生反应，改变药性，会降低疗效的。

有效成分 + 糖成分 → 不利吸收 降低疗效

人参娃听完生姜奶奶的一席话，便乖乖地把中药喝了。

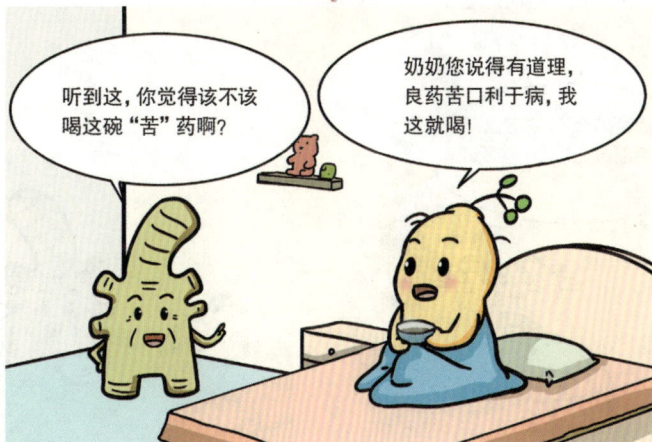

听到这，你觉得该不该喝这碗"苦"药啊？

奶奶您说得有道理，良药苦口利于病，我这就喝！

喝完药，裹上被子，出一出汗，人参娃感觉舒服了很多。

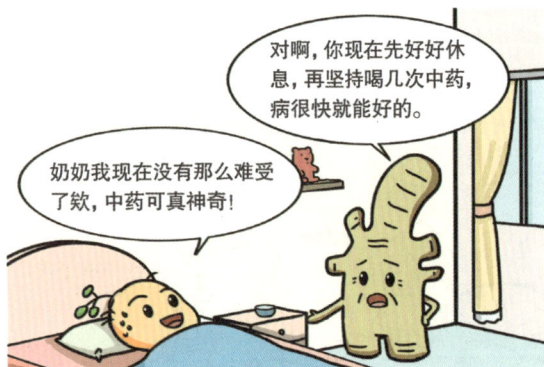

乖乖听从生姜奶奶的嘱咐，人参娃的病很快就好了。

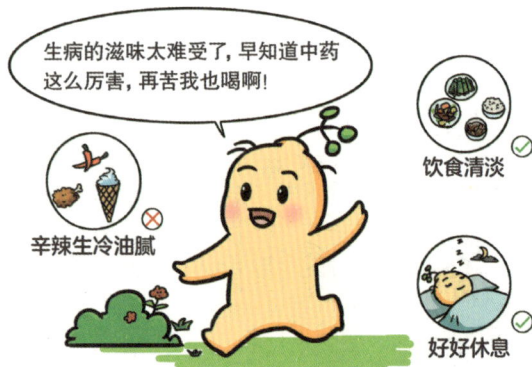

对啊，你现在先好好休息，再坚持喝几次中药，病很快就能好的。

奶奶我现在没有那么难受了欸，中药可真神奇！

生病的滋味太难受了，早知道中药这么厉害，再苦我也喝啊！

辛辣生冷油腻

饮食清淡

好好休息

所以，不要因为药苦不好喝，就拒绝中药，及时治疗才不会延误病情啊！

赶走病邪，恢复健康，才能更好地学习和玩耍！

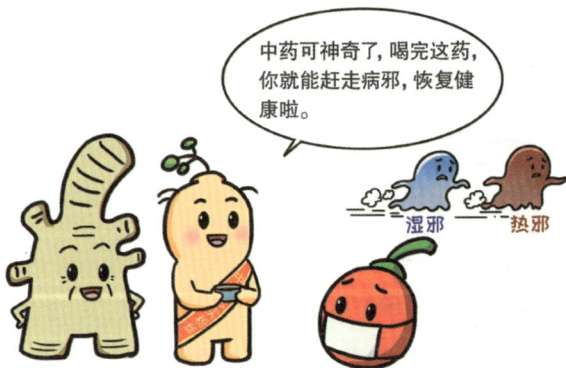

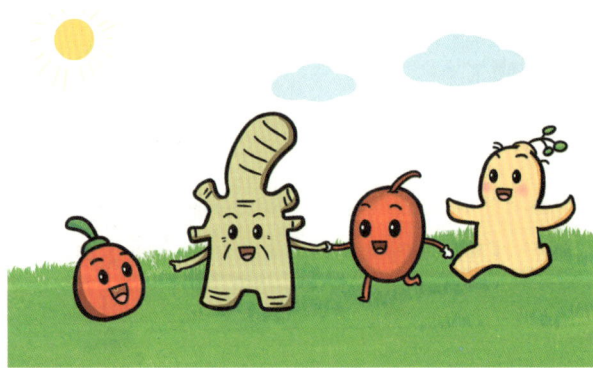

中药可神奇了，喝完这药，你就能赶走病邪，恢复健康啦。

湿邪 热邪

拓展知识

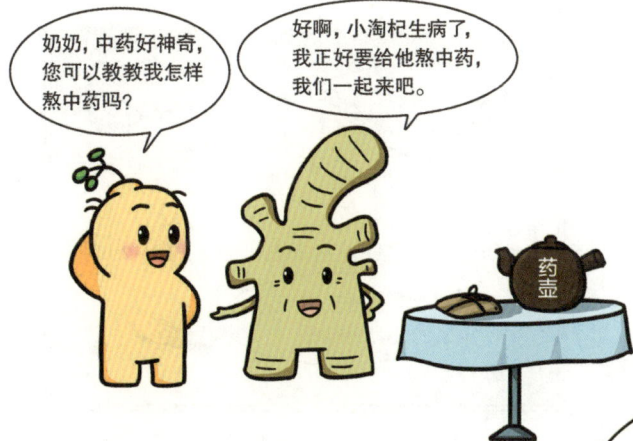

大家知道黑乎乎的中药是如何熬成的吗?

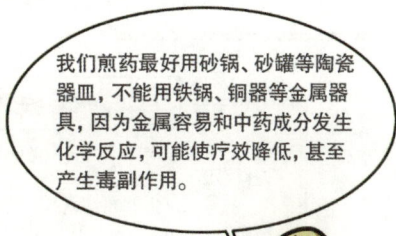

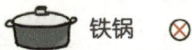

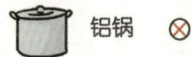

> 奶奶,中药好神奇,您可以教教我怎样熬中药吗?

> 好啊,小淘杞生病了,我正好要给他熬中药,我们一起来吧。

药壶

1
2

我们煎药最好用砂锅、砂罐等陶瓷器皿,不能用铁锅、铜器等金属器具,因为金属容易和中药成分发生化学反应,可能使疗效降低,甚至产生毒副作用。

铁锅 ⊗

铝锅 ⊗

不锈钢碗 ⊗

> 原来是这样。

首先,要准备好中药和药壶。

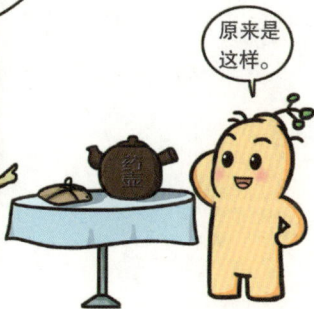

煎药前，要先看一看有没有需要特殊煎煮的中药。

中药特殊煎法

一、先煎
操作方法：
先煮沸20~30分钟（一些毒性药物需先煎1小时以上），再将其他药物加入一起煎煮。

> 我又重又硬，先煎煮我吧！

石膏

> 我有毒，多煮会儿我吧！

附子

二、后下
操作方法：
在其他药第一煎出锅前5~10分钟，将后下药加入进行煎煮。

> 我气味芳香，煮久了药效会大打折扣，少煮我会儿吧！

薄荷

中药特殊煎法

三、包煎
操作方法：
将需要包煎的药物装入纱布袋和其他药物一起煎煮。

> 我身上有小绒毛，喝药的时候被呛到就不好了，还是把我包煎吧！

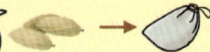

辛夷

四、另煎
操作方法：
单独煎煮，一般煎煮时间较长，通常需要1~2小时。

> 我可金贵了，给我开个小灶另煎吧！

人参

中药特殊煎法

五、烊化
操作方法：
将需要烊化的药物放入已经煎好的热药液中溶化后服用。

> 我是胶状固体，需要烊化使用！

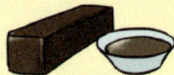

阿胶

六、冲服
操作方法：
取适量水或直接用药液冲服即可。

> 我是粉末，一冲即可！

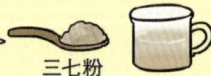

三七粉

煎煮前，中药应先用冷水浸泡 20 ～ 30 分钟，水面一般高于药物 1 ～ 2 厘米。

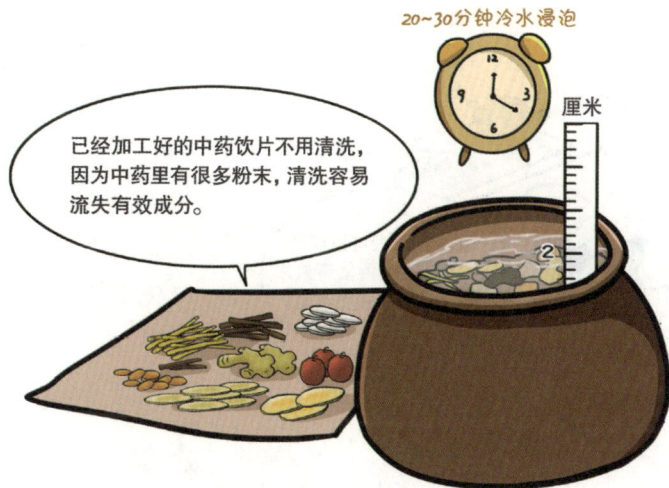

20~30分钟冷水浸泡

厘米

已经加工好的中药饮片不用清洗，因为中药里有很多粉末，清洗容易流失有效成分。

煎煮时直接用浸泡中药的水，先用大火，水开后再改用小火煎煮。

第 1 次煎药完成，将中药汤液倒进碗里。

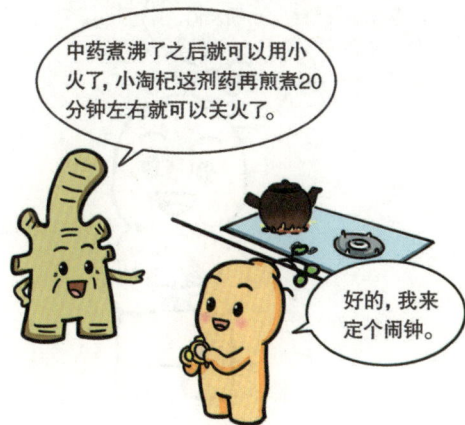

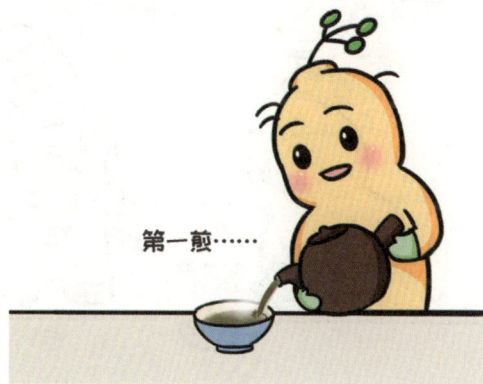

中药煮沸了之后就可以用小火了，小淘杞这剂药再煎煮20分钟左右就可以关火了。

好的，我来定个闹钟。

第一煎……

奶奶，中药不是煎好了吗，您怎么又煮一遍啊？

一剂中药一般可以煎煮2~3次，这样能使有效成分充分溶解，避免浪费。

药壶中再加入较第 1 次少一些的清水，按照第 1 次煎药的方法煎煮第 2 次。

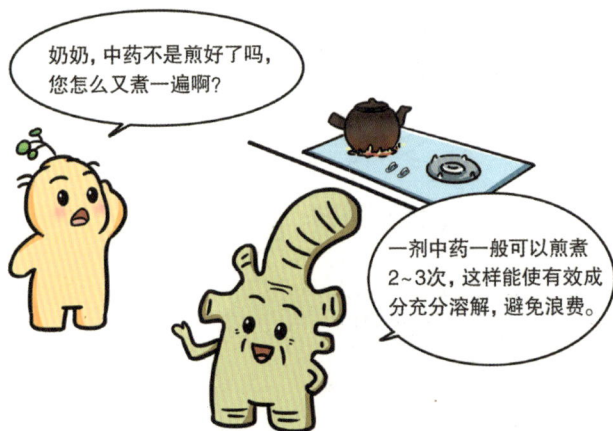

完成第 2 次煎药后，就可以将两次煎煮出来的中药汤液合并起来。

第一煎　第二煎

两煎药液合并混匀后分早晚两次服用

第1次煮出来的药液浓度高，第2次就会低一些，将两次的药液合并，浓度就一样啦。

第二煎……

一碗中药汤液就大功告成了！

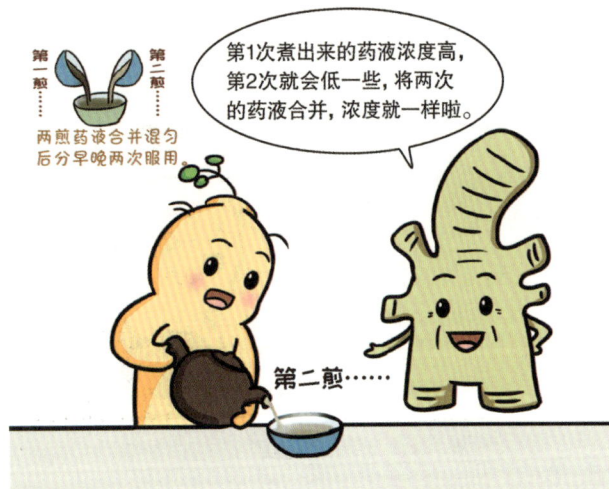

一碗小小的中药汤，煎煮过程居然这么讲究。小朋友们，你们学到了吗？

第二节　中药外治有奇功

这天，人参娃路过一家青草药店时，看见药店老板正给一个人的肩膀上贴东西。

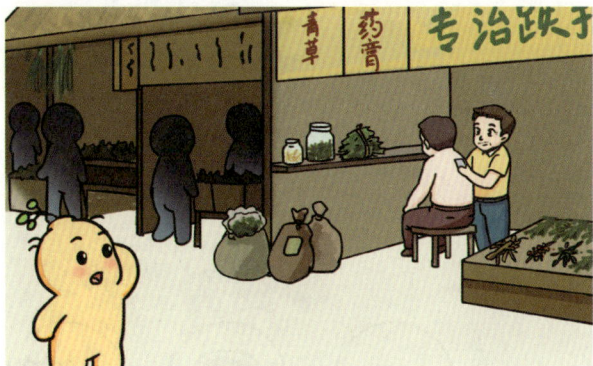

人参娃感到很新奇，打算回去问问芪爷爷。

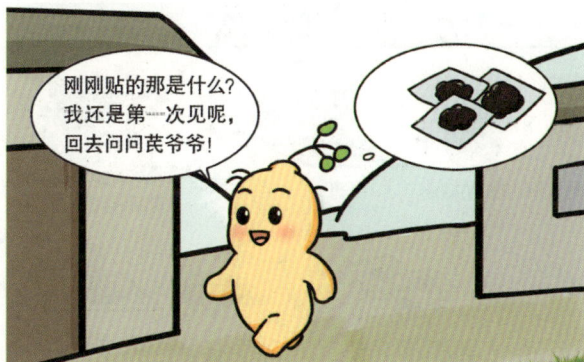

刚刚贴的那是什么？我还是第一次见呢，回去问问芪爷爷！

回到家中，正巧看见芪爷爷在院子里晾晒中药，人参娃便上前请教。

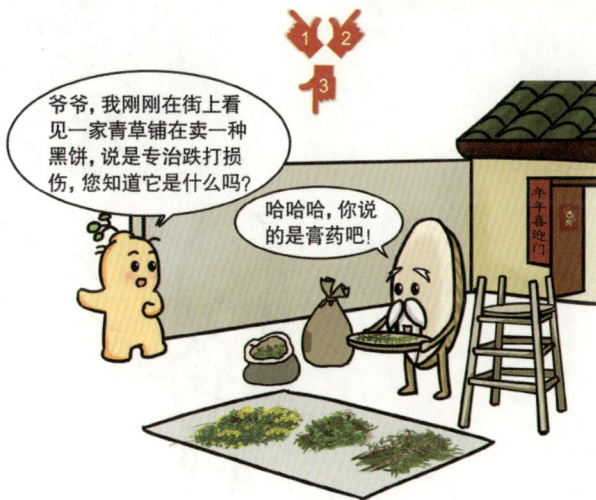

爷爷，我刚刚在街上看见一家青草铺在卖一种黑饼，说是专治跌打损伤，您知道它是什么吗？

哈哈哈，你说的是膏药吧！

原来，这就是膏药啊！

膏药！是"狗皮膏药"的那个膏药吗？

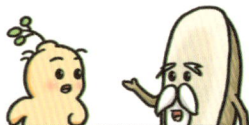

是的，膏药是中药外用的一种，可以较长时间地贴在患处，主要用来治疗疮疖、皮肤肿痛等。

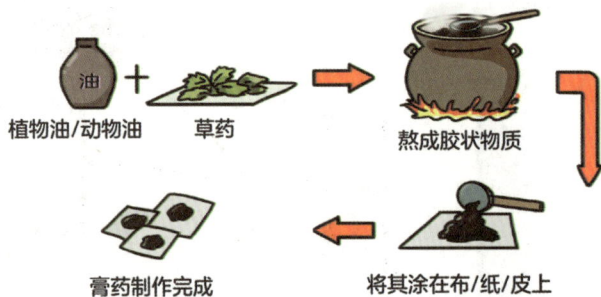

油 + 草药
植物油/动物油　草药

→

熬成胶状物质

膏药制作完成

←

将其涂在布/纸/皮上

1
2

中药外用

膏药

青黛散

葛根
枯矾
苦参　除湿洗方

止痒酊

除湿止痒软膏

复方紫草油

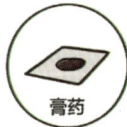

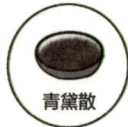

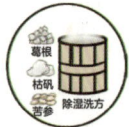

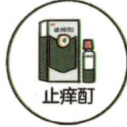

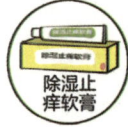

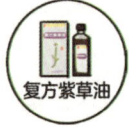

中药不仅可以内服，还有多种外用方式呢。

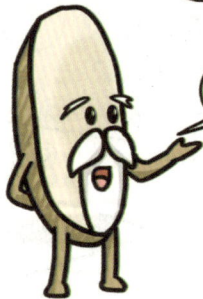

膏药是十分常见的外用中药剂型，另外还有软膏、酊剂等。

中药外治法

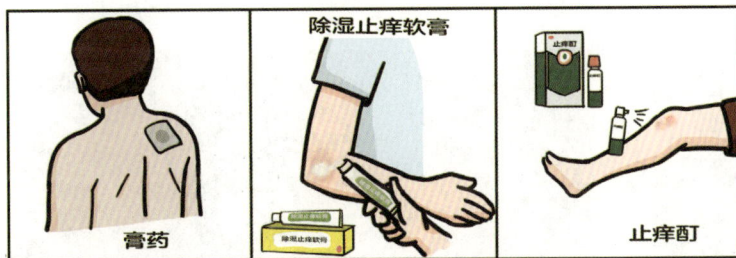

除湿止痒软膏

膏药

止痒酊

这些将中药制作成不同剂型，使药力直接作用在受伤的地方的方法，便是中药外治法。

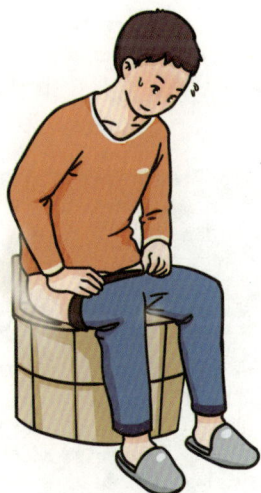

中药熏蒸

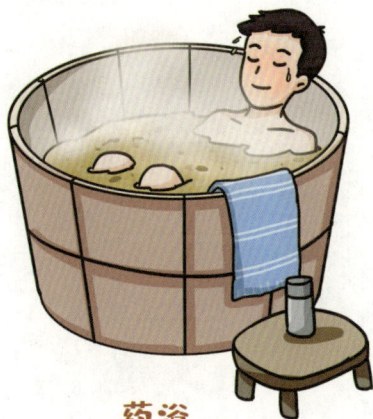

药浴

除此之外，熏蒸、药浴也属于中药外治法。

关于中药外治，还有一个和神农氏有关的远古传说……

一天，神农氏在一座悬崖上采药时，不小心从崖顶摔下。

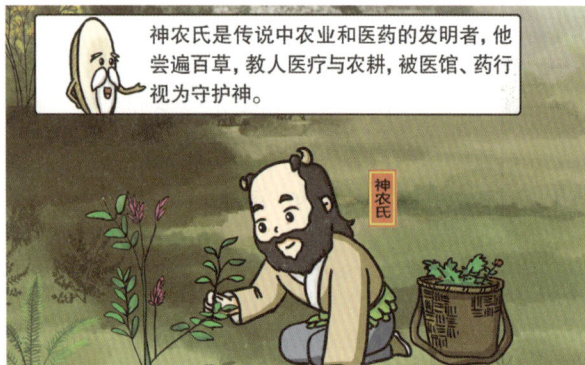

神农氏是传说中农业和医药的发明者，他尝遍百草，教人医疗与农耕，被医馆、药行视为守护神。

神农氏

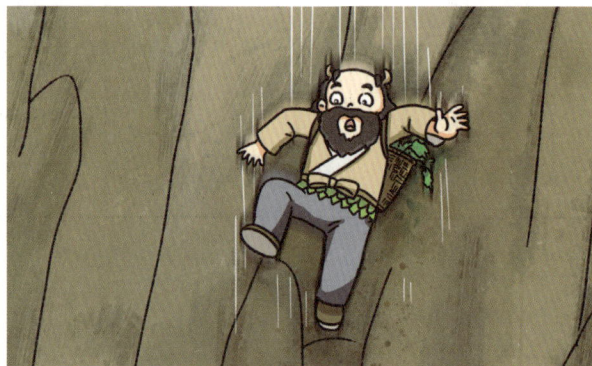

这导致神农氏腿部骨折，疼痛难忍，无法走动。

正当神农氏感到很无助的时候，有只小猴子来到了他的身边。

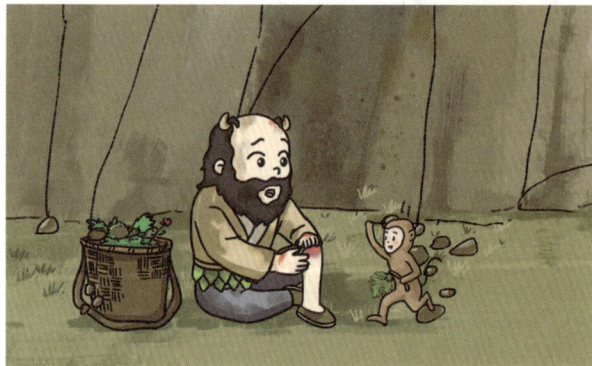

这该如何是好啊……

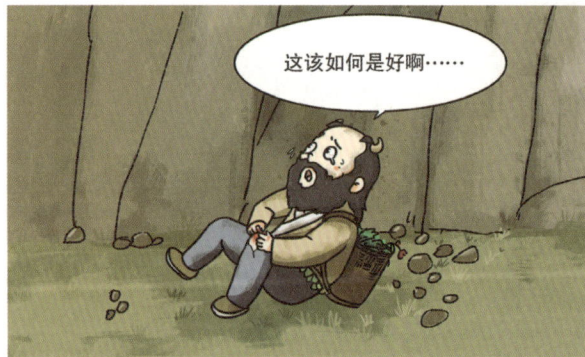

小猴子将手上的一块药根送给了神农氏。

神农氏接过药根尝了一口，觉得可用，便将药根嚼烂了敷在伤口处。

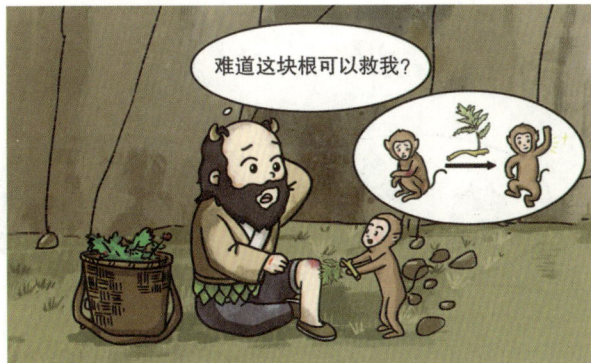

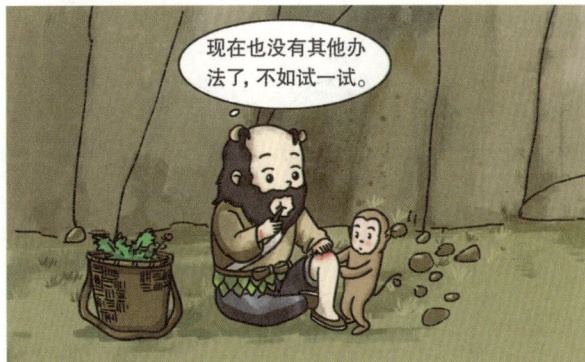

草药敷上后，疼痛很快消失了，骨骼也恢复如初！

他顺着猴子来的路径，找到了这种草药，将其命名为"骨碎补"，也因此成就了这段草药外敷的佳话。

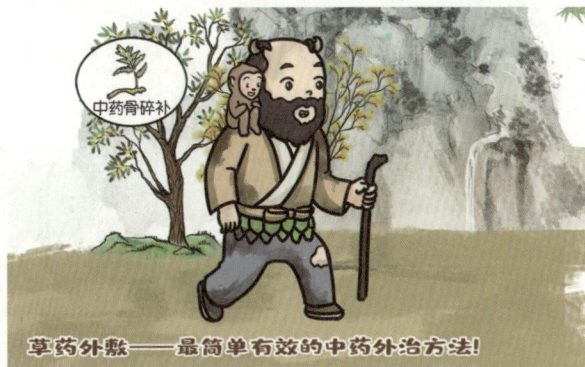

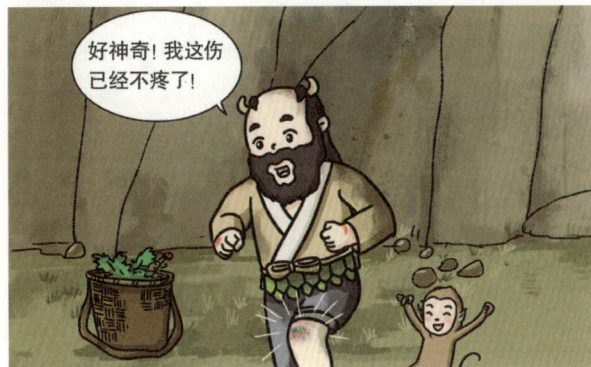

草药外敷——最简单有效的中药外治方法！

时至今日，中药外治法已经融入到我们的日常生活中，随处可见。

简单 便捷 便宜 有效

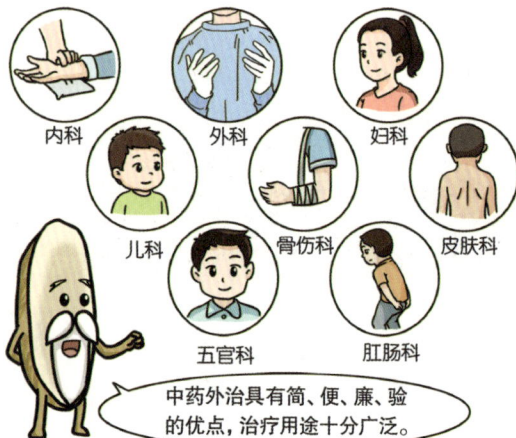

内科

外科

妇科

儿科

骨伤科

皮肤科

五官科

肛肠科

中药外治具有简、便、廉、验的优点，治疗用途十分广泛。

比如每年的端午节，就需要沐兰汤，即用艾叶等煮水洗澡。

端午节

驱邪

艾叶

艾叶

安眠

"沐兰汤"能够起到很好的驱邪和安眠的作用呢！

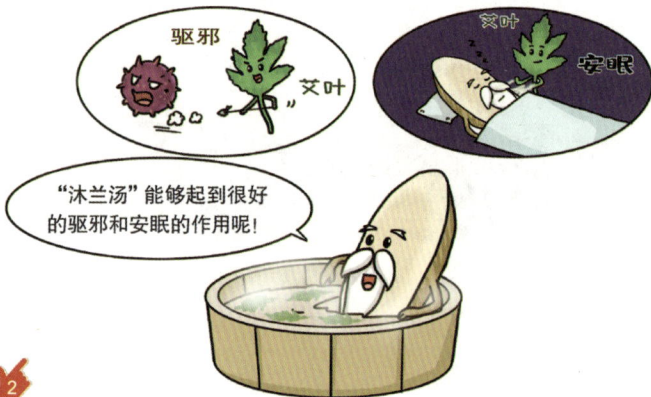

还有喷洒硫黄水和在家门口挂新鲜的艾枝和菖蒲的传统和习俗。

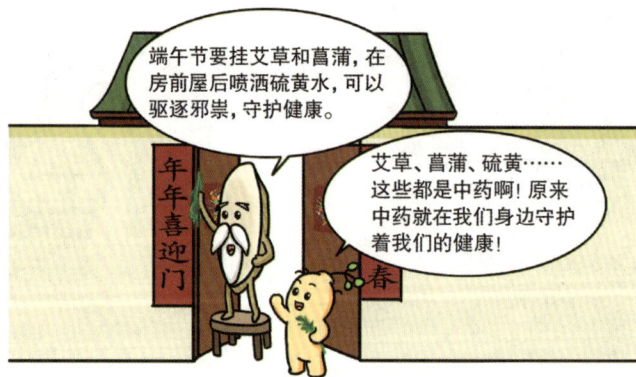

年年喜迎门

春

端午节要挂艾草和菖蒲，在房前屋后喷洒硫黄水，可以驱逐邪祟，守护健康。

艾草、菖蒲、硫黄……这些都是中药啊！原来中药就在我们身边守护着我们的健康！

如果不小心磕伤碰伤了，就可以使用云南白药气雾剂缓解疼痛。

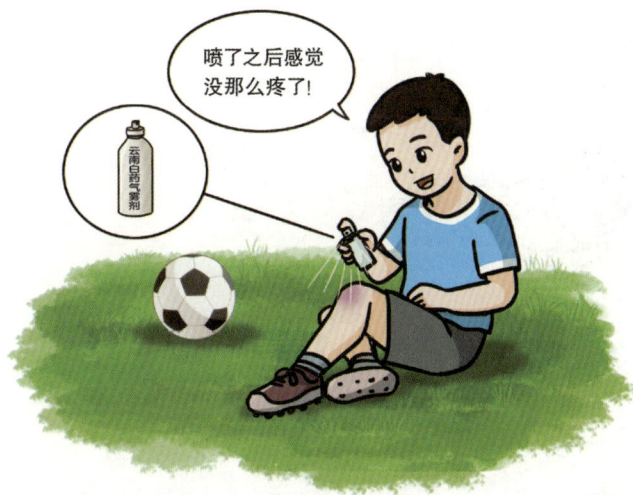

喷了之后感觉没那么疼了!

云南白药气雾剂

哎呀! 快用凉水冲10分钟, 再涂上紫草油!

紫草油

如果不小心被开水烫伤了，紫草油是个不错的选择。

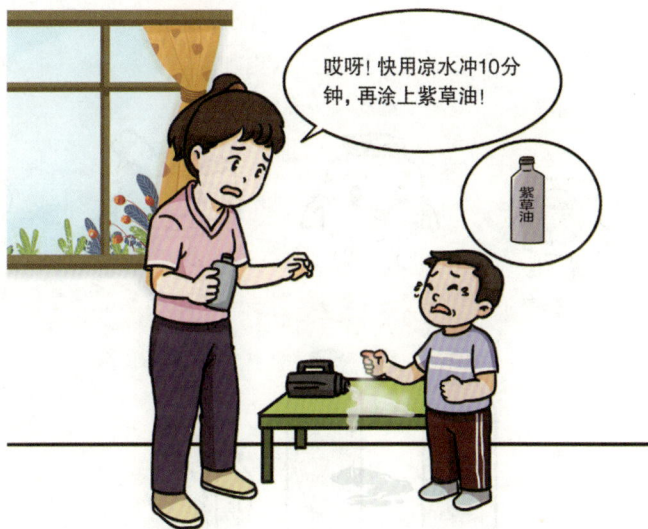

对于一些危重急症，中药外治也十分奏效。

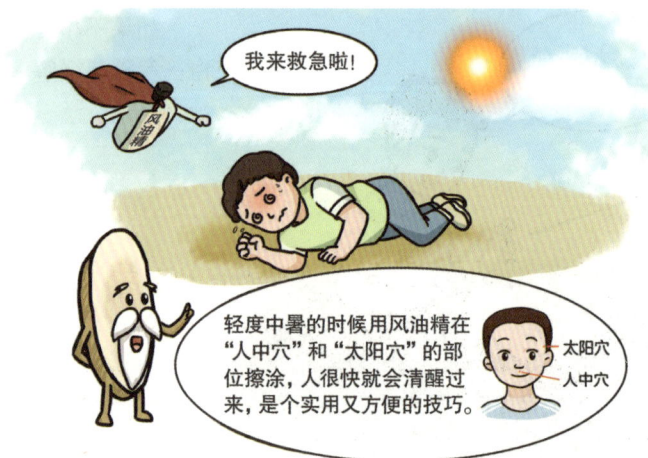

我来救急啦！

轻度中暑的时候用风油精在"人中穴"和"太阳穴"的部位擦涂，人很快就会清醒过来，是个实用又方便的技巧。

太阳穴
人中穴

总之，中药外治是从外而内地治疗疾病，并且因为是直接作用在患处，所以疗效更加明显！

中药外治已经深入我们的生活中，小朋友们还知道有哪些中药外治法吗？

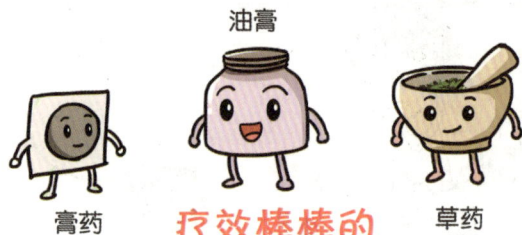

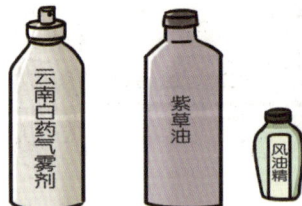

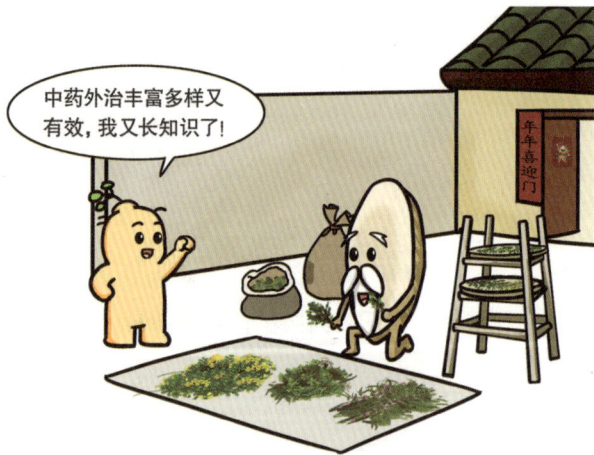

油膏

膏药

疗效棒棒的

草药

云南白药气雾剂

紫草油

风油精

中药外治丰富多样又有效，我又长知识了！

年年喜迎门

第三节　中药熏洗治外感

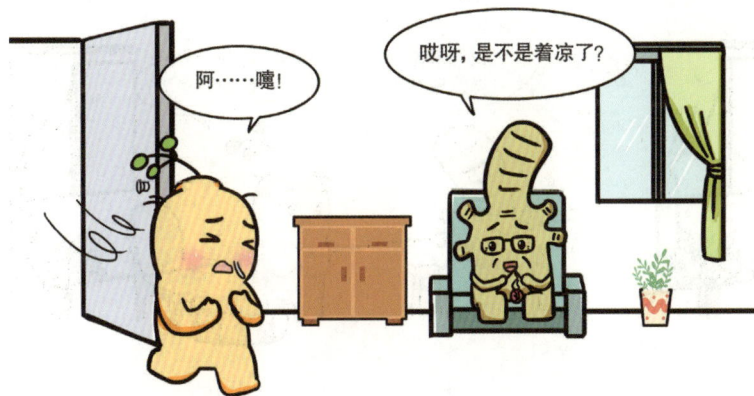

阿……嚏!

哎呀，是不是着凉了?

天气突然变冷，人参娃不小心着凉了。

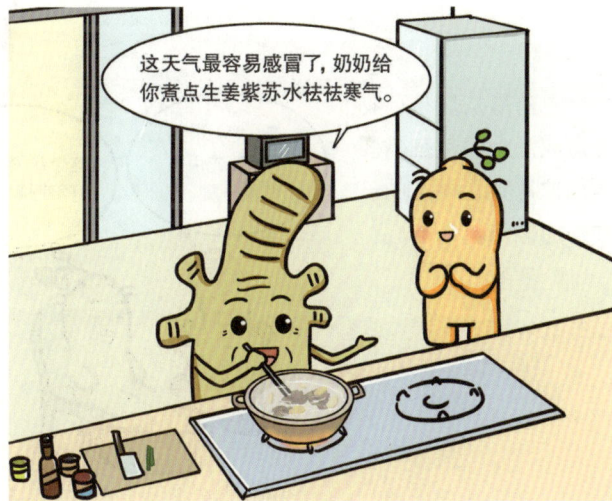

这天气最容易感冒了，奶奶给你煮点生姜紫苏水祛祛寒气。

生姜奶奶赶忙烧起开水，并将生姜片和紫苏叶扔进锅中。

生姜紫苏水煮好后，生姜奶奶将它倒进了一个大木桶里，这让人参娃很是疑惑。

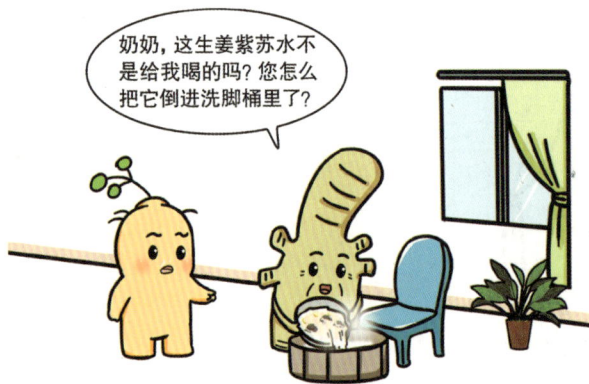

原来，生姜奶奶是想用中药熏洗来帮助人参娃祛除寒气。

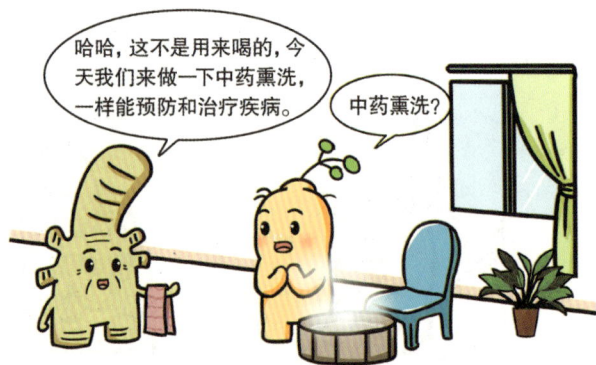

> 奶奶，这生姜紫苏水不是给我喝的吗？您怎么把它倒进洗脚桶里了？

> 哈哈，这不是用来喝的，今天我们来做一下中药熏洗，一样能预防和治疗疾病。

> 中药熏洗？

中药熏洗是将药物煎煮成汤，趁热在需要的部位熏蒸、淋洗的一种外治方法。

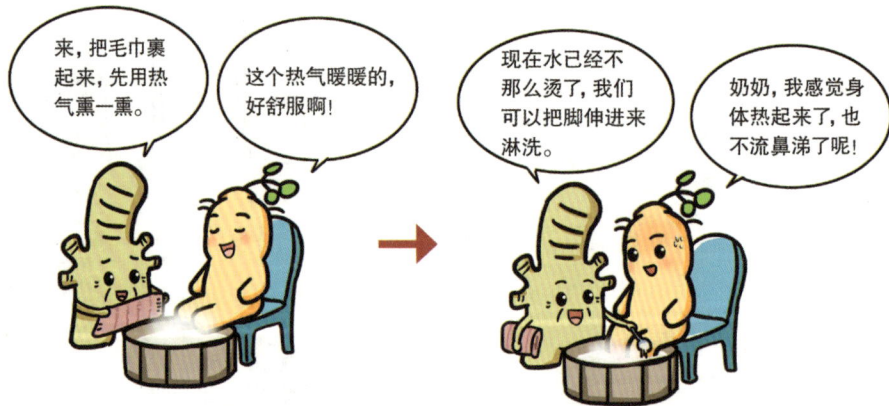

> 来，把毛巾裹起来，先用热气熏一熏。

> 这个热气暖暖的，好舒服啊！

> 现在水已经不那么烫了，我们可以把脚伸进来淋洗。

> 奶奶，我感觉身体热起来了，也不流鼻涕了呢！

熏洗完毕，生姜奶奶赶忙将人参娃的脚擦干并让他到床上休息。

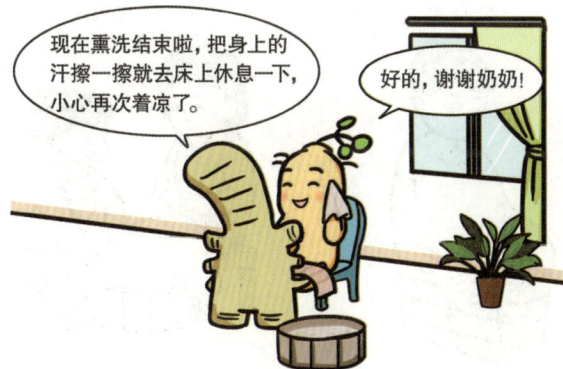

> 现在熏洗结束啦，把身上的汗擦一擦就去床上休息一下，小心再次着凉了。

> 好的，谢谢奶奶！

随后，生姜奶奶端来一杯温热的葱姜香菜水，让人参娃喝下。

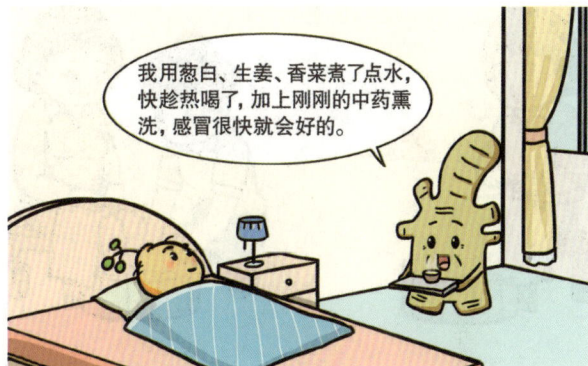

> 我用葱白、生姜、香菜煮了点水，快趁热喝了，加上刚刚的中药熏洗，感冒很快就会好的。

人参娃感觉舒服多了，生姜奶奶便和他聊起了中药熏洗法。

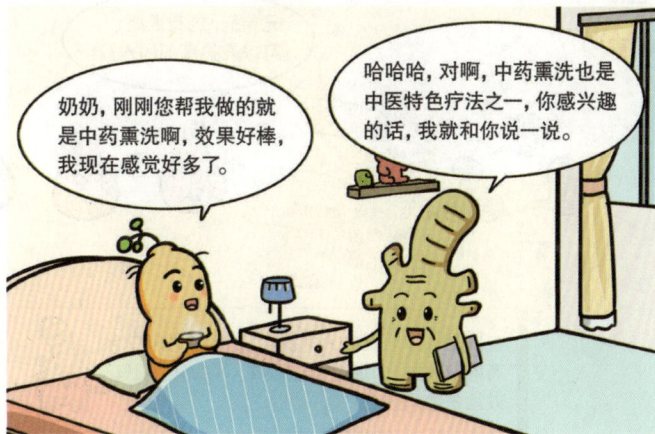

> 奶奶，刚刚您帮我做的就是中药熏洗啊，效果好棒，我现在感觉好多了。

> 哈哈哈，对啊，中药熏洗也是中医特色疗法之一，你感兴趣的话，我就和你说一说。

中药熏洗法分为"熏"和"洗"两部分。

可以大致分为全身熏洗和局部熏洗两种。

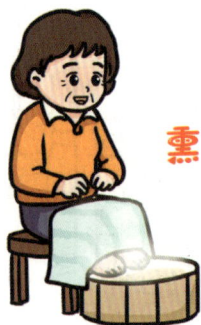

熏

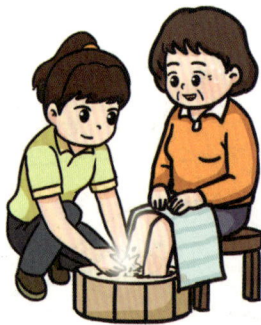

洗

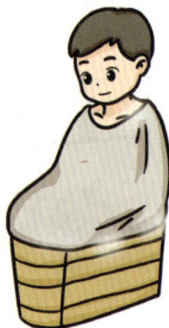

全身熏洗

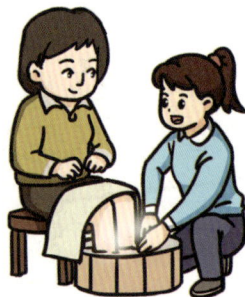

局部熏洗

中药的"药力"借助熏洗的"热力",可以直接通过汗孔深入皮肤。

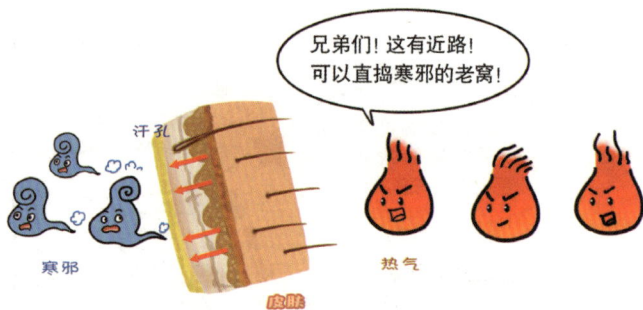

兄弟们! 这有近路! 可以直捣寒邪的老窝!

汗孔

寒邪

热气

皮肤

皮肤是人体面积最大的器官! 药汤的蒸气中含有的有效成分,通过皮肤吸收,可以快速且有效地祛除病邪。

药力

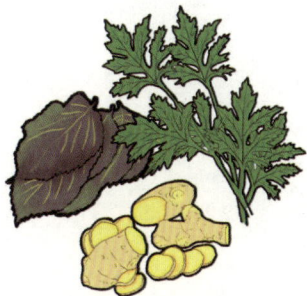

活血化瘀，通络止痛，
清热解毒，利水消肿，
杀虫止痒。

热力

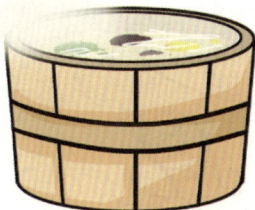

赶走风、寒、湿邪！
改善肢体微循环！

所以用中药熏洗预防和治疗疾病，简单方便，疗效显著，颇受人们的青睐。

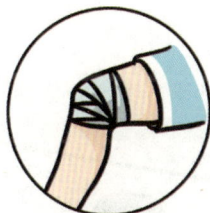

骨伤科

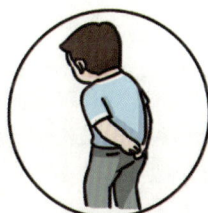

肛肠科

这种方法被广泛应用于临床。

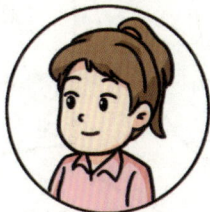

妇科

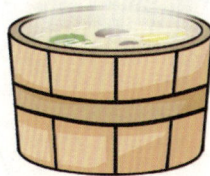

中药熏洗

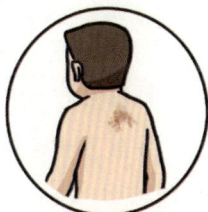

皮肤科

说起来，早在西汉时期，中药熏洗法就已经十分普遍了。

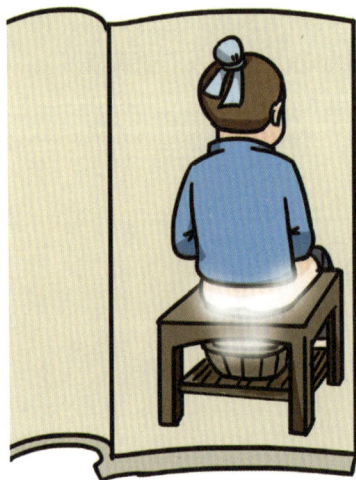

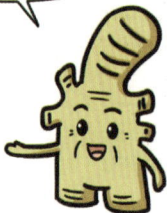

我国现存最早的医方著作《五十二病方》之中就记载了用中药熏洗治疗痔疮，疗效显著！

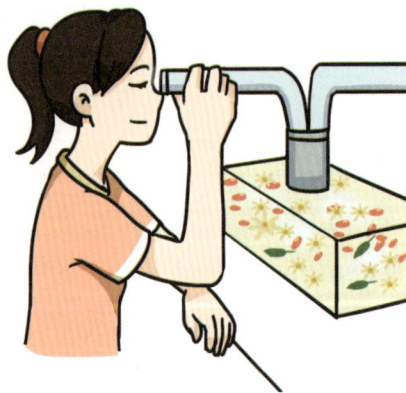

眼部熏蒸机

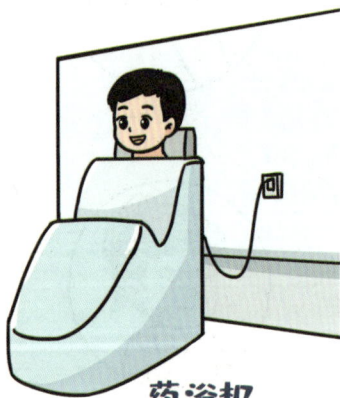

药浴机

发展到现今，人们创造出各种便捷的仪器，令中药熏洗疗法也赶上了时代潮流。

不过，中药熏洗法虽然好处多多，但是也有明确的使用禁忌，第一条就是皮肤破损。

有些人对温度感知不灵敏时，千万不能随意熏蒸。

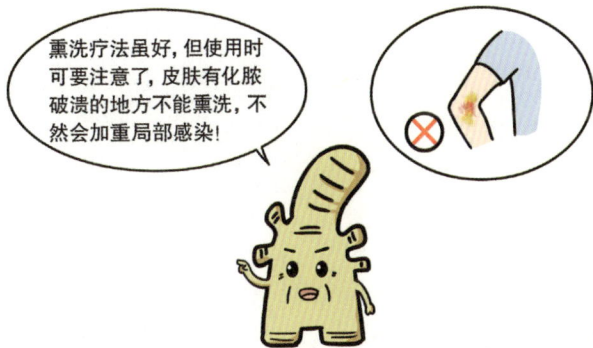

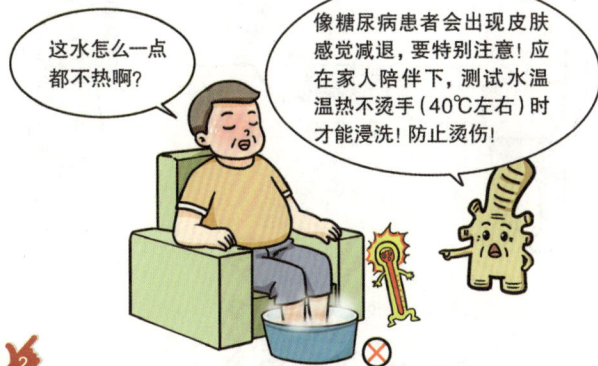

过饥过饱或者气血非常虚弱的人，也不适合熏洗。

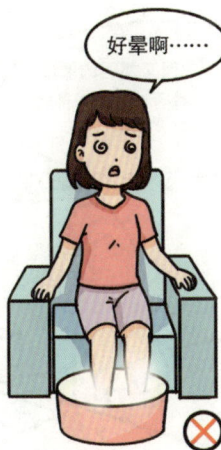

过饥

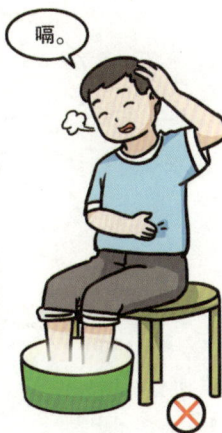

过饱

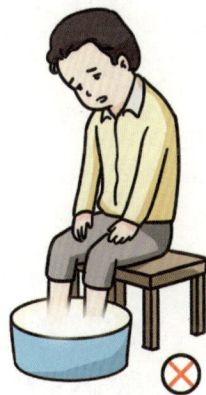

气血虚弱

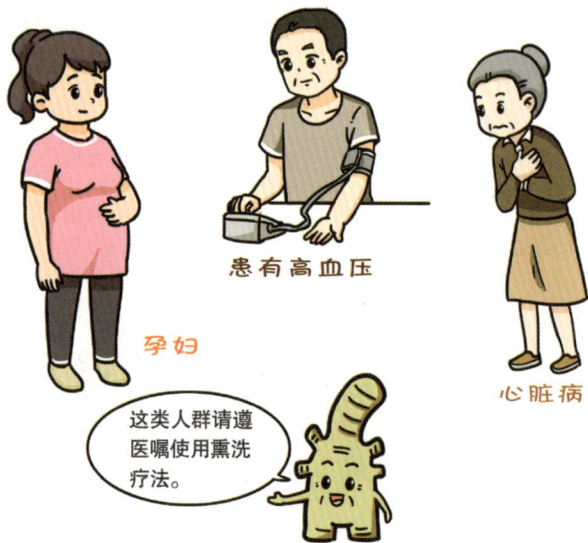

另外，孕妇及患有高血压、心脏病等的患者，需要在医生指导下使用熏洗疗法。

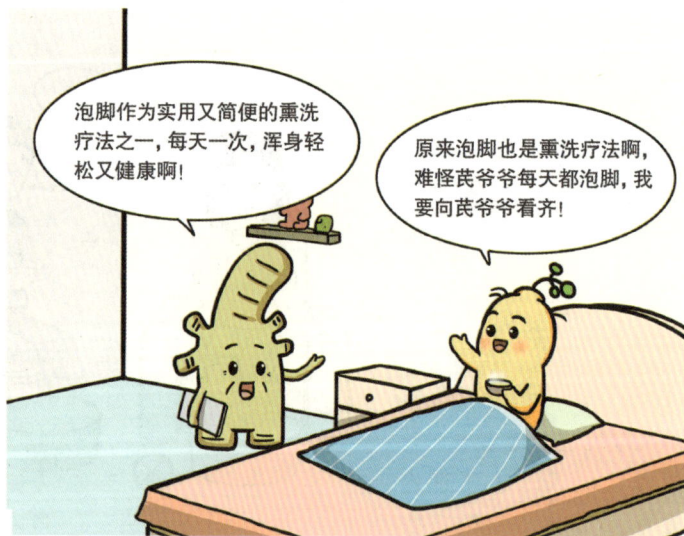

患有高血压

孕妇

心脏病

这类人群请遵医嘱使用熏洗疗法。

泡脚作为实用又简便的熏洗疗法之一，每天一次，浑身轻松又健康啊！

原来泡脚也是熏洗疗法啊，难怪芪爷爷每天都泡脚，我要向芪爷爷看齐！

除了这些特殊情况，对于普通人而言，每天泡泡脚是很简单有效的保养秘诀！

第四节 药茶疗法受欢迎

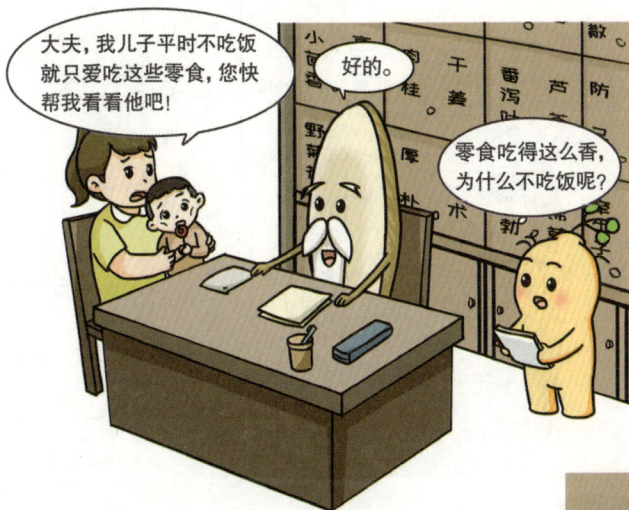

这天，芪爷爷的医馆里来了一位奇怪的小患者。

> 大夫，我儿子平时不吃饭就只爱吃这些零食，您快帮我看看他吧！

> 好的。

> 零食吃得这么香，为什么不吃饭呢？

了解病情后，芪爷爷递给这位年轻妈妈一张药方，上面只有三味中药。

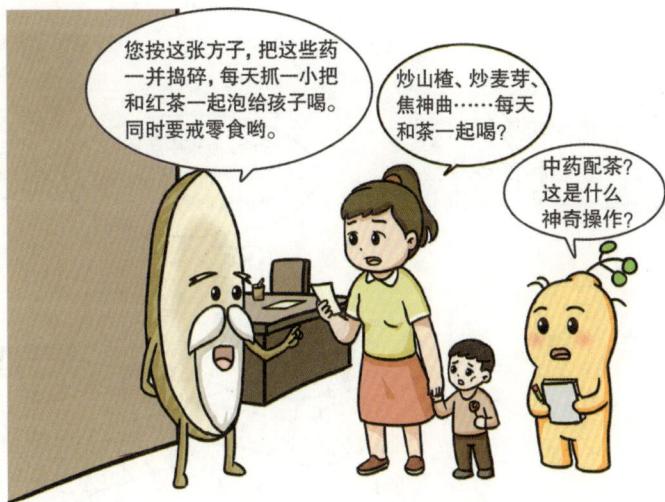

> 您按这张方子，把这些药一并捣碎，每天抓一小把和红茶一起泡给孩子喝。同时要戒零食哟。

> 炒山楂、炒麦芽、焦神曲……每天和茶一起喝？

> 中药配茶？这是什么神奇操作？

029

小患者的妈妈虽然感到很疑惑，但她还是选择相信医生，开始按医嘱给儿子喝药茶。

没想到，效果竟出奇的好！

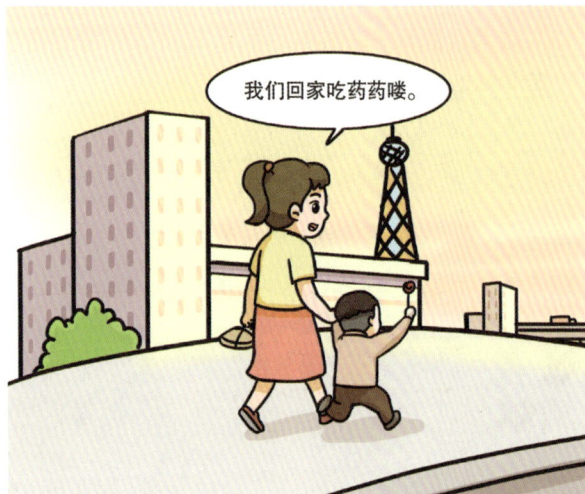

> 我们回家吃药药喽。

半个月后……

> 芪大夫，您上次开的药方真管用，我孩子近来吃饭越来越香，也不怎么吵着要吃零食了。

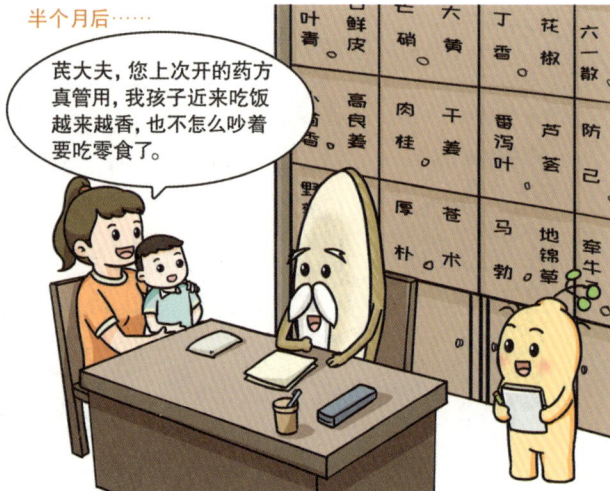

一整天的诊疗结束以后，人参娃和芪爷爷坐在客厅里闲聊。

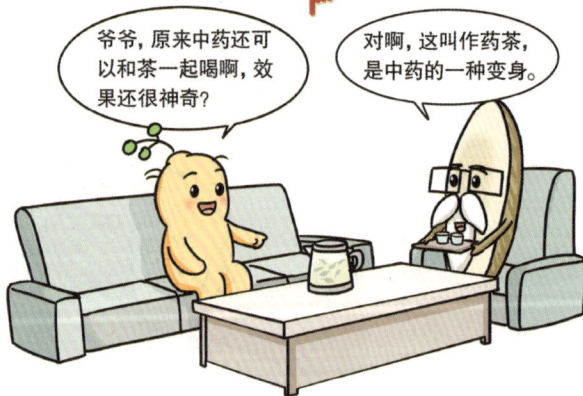

> 爷爷，原来中药还可以和茶一起喝啊，效果还很神奇？

> 对啊，这叫作药茶，是中药的一种变身。

这药茶的祖先啊，其实是起源于我们国家的茶叶。

茶叶的历史悠久，最早发源于周代，只有皇亲贵族才能享用，直到西汉后期才逐渐开始普及。

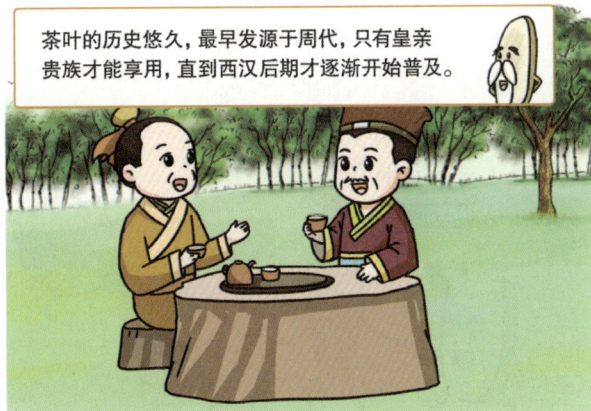

随着茶叶的普及，越来越多独特的功效也被人们所发现。

这《神农本草经》里说常饮茶叶能轻身明目！

《本草纲目》里也记载了茶能解酒食之毒！

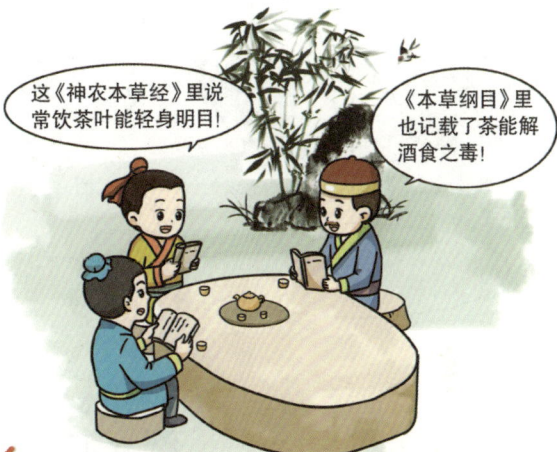

聪明的古人发现让茶叶和中药合作，不仅可以对抗疾病，还能预防保健。这就产生了"药茶"。

降脂茶

保肝茶

消食茶

美容茶

在茶叶中加入一些具有特定功效的食物或者药物，就形成了可以治疗疾病，甚至可以防病保健的药茶啦。

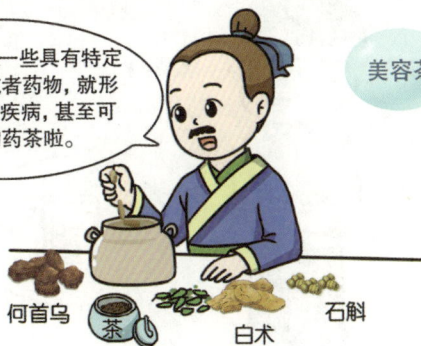

何首乌

茶

白术

石斛

传统的中药煎煮方法较为烦琐，需要特定的条件才能操作。

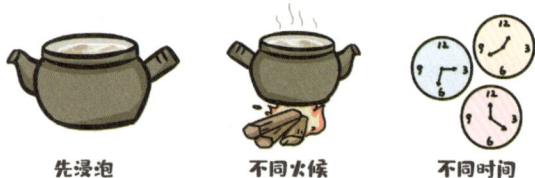

而饮用"药茶"却十分方便，只需简单一步——热水冲泡，就能发挥出很多的功效。

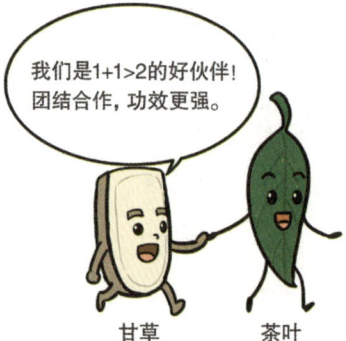

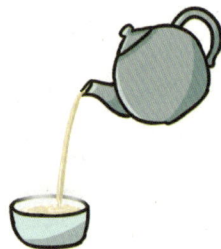

先浸泡　　不同火候　　不同时间

这么复杂，还要熬这么久，我还得去上班啊……

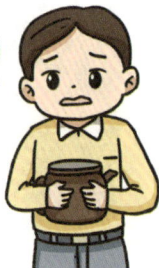

我们是1+1>2的好伙伴！团结合作，功效更强。

甘草　　茶叶

代茶饮像茶叶一样直接冲泡就可以饮用，这样防病保健就方便多啦！

祛湿代茶饮

赤小豆　　芡实　　山药　　炒薏苡仁

所以，医生们想到了模仿冲泡药茶的方式，发明了药茶的衍生物——代茶饮。

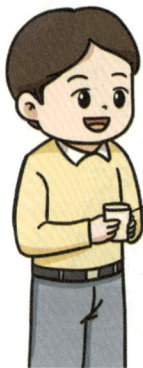

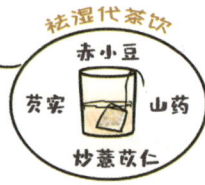

总结起来，现代所说的"药茶"，包含的范围很广。

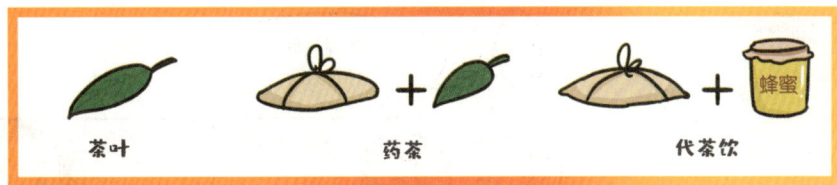

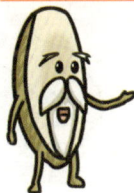

| 茶叶 | 药茶 | 代茶饮 |

广义的药茶还包括不含茶叶，仅由食物和药物经冲泡、蒸馏等不同方法制作而成的代茶饮品，如汤饮、鲜汁、露剂、乳剂等。

听着绕不开的中药，人参娃整张脸都皱在了一起，皱成了一个"苦"字。

每天喝药茶……岂不是每天都充满了苦苦的中药味儿！怎么受得了？

哈哈，药茶可不苦，因为需要频频服用，所以医生们都不会加特别苦的药物进去。

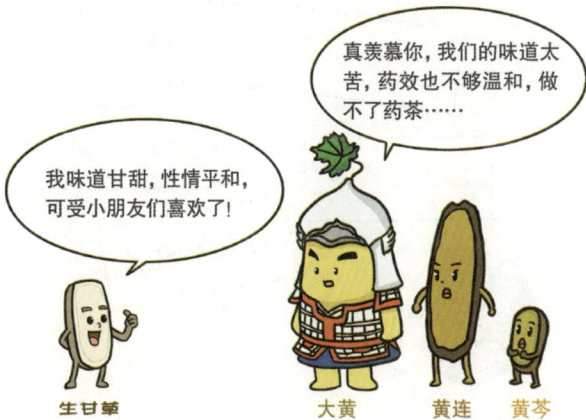

药茶竟然没有中药的苦味，还很好喝！

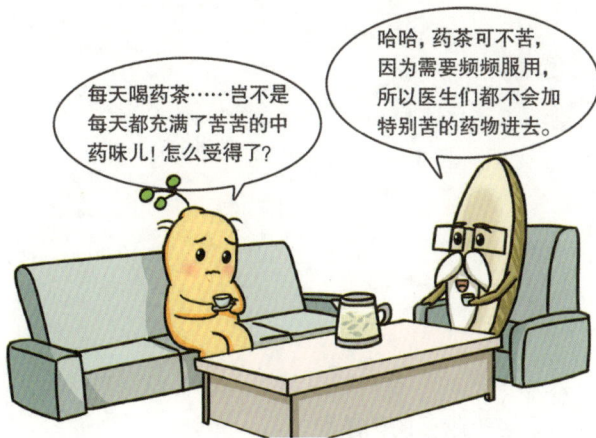

我味道甘甜，性情平和，可受小朋友们喜欢了！

真羡慕你，我们的味道太苦，药效也不够温和，做不了药茶……

生甘草

大黄　黄连　黄芩

还能防病保健!

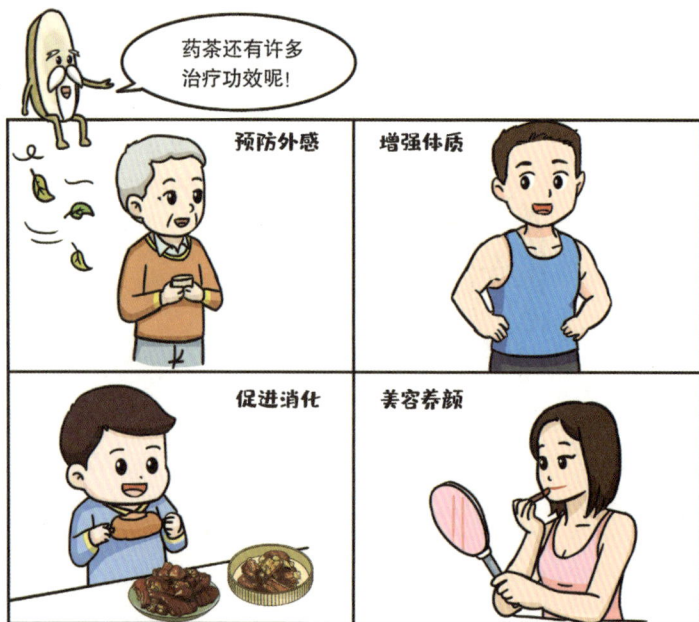

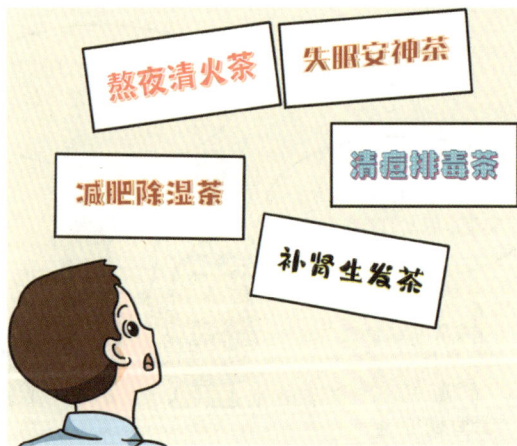

药茶还有许多治疗功效呢!

预防外感

增强体质

促进消化

美容养颜

熬夜清火茶　失眠安神茶

清痘排毒茶

减肥除湿茶

补肾生发茶

优点多多的药茶，越来越受人们青睐，市场上也推出了越来越多的药茶配方。

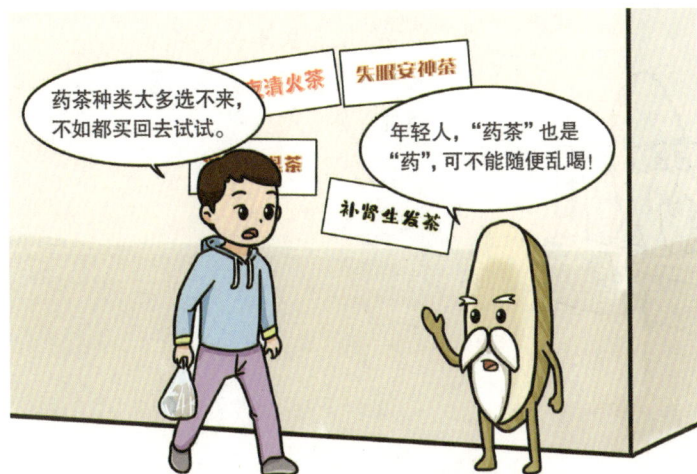

不过大家可要明辨真假，理智消费，可不能盲目购买，小心上当受骗。

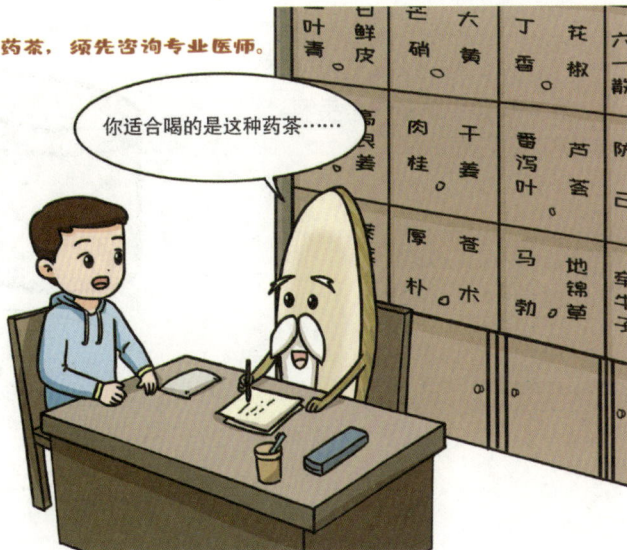

长期饮用药茶，最好咨询专业的中医生进行具体分析和调配，这样才能越喝越健康。

药茶不仅好喝，效果也好，能够帮助我们治病防病！

可以吃饭啦！

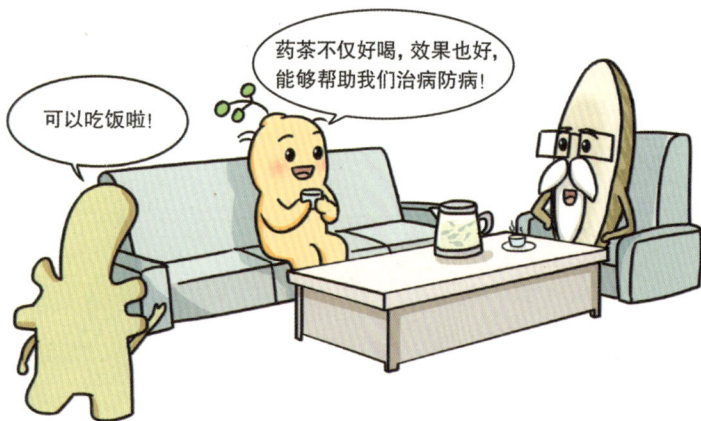

听完这么多关于药茶的介绍，人参娃又重新认识了中医药的神奇之处！

中药有这么多的神奇变身，真不愧是中医最强帮手啊！

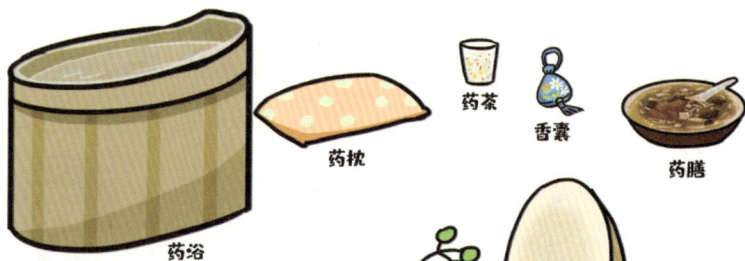

药浴

药枕

药茶

香囊

药膳

中药真强大，有这么多变身，我以后一定好好学习，发扬优秀的中医药文化！

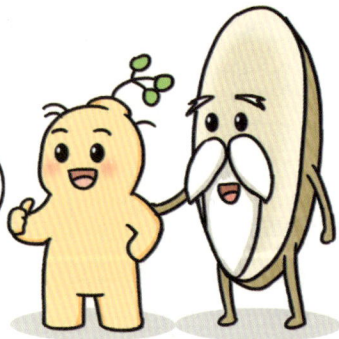

第二章　小小银针的传奇故事

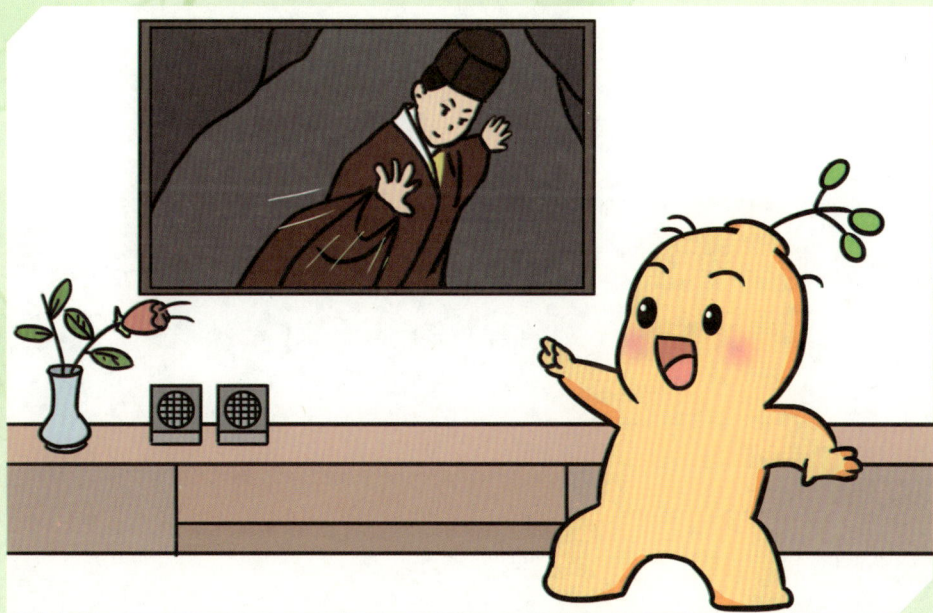

第一节　那些年关于针的传说

人参娃目不转睛地看着电视里的武林高手展现出绝世武功。

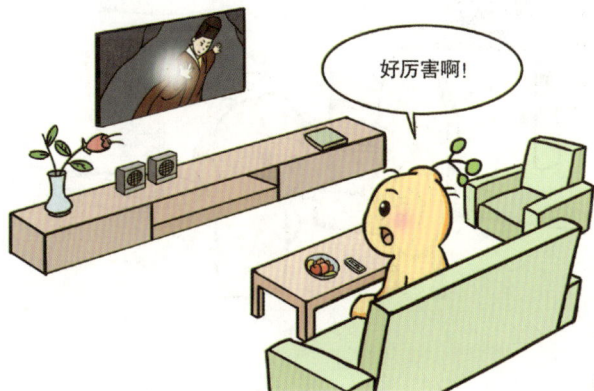

> 好厉害啊！

其中一个叫作东方不败的高手使出一手绣花针，引得人参娃羡慕不已。

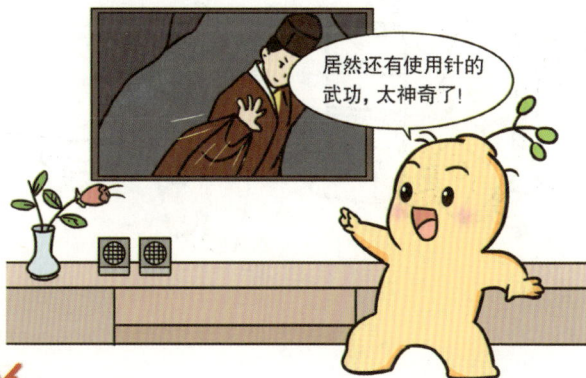

> 居然还有使用针的武功，太神奇了！

他想起柜子里放有生姜奶奶平时缝衣服用的针线，便想拿来模仿东方不败的造型。

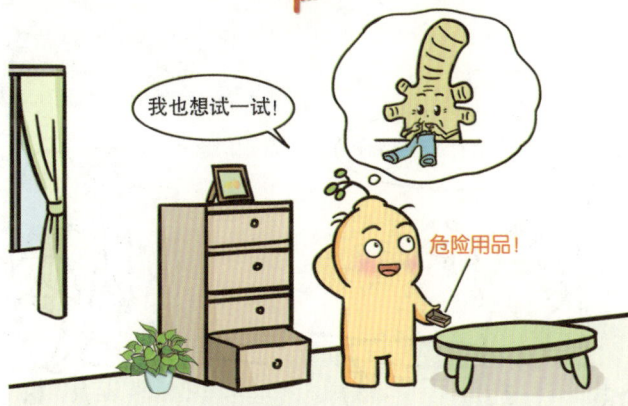

> 我也想试一试！

危险用品！

芪爷爷看到后连忙叫停他这危险的动作。

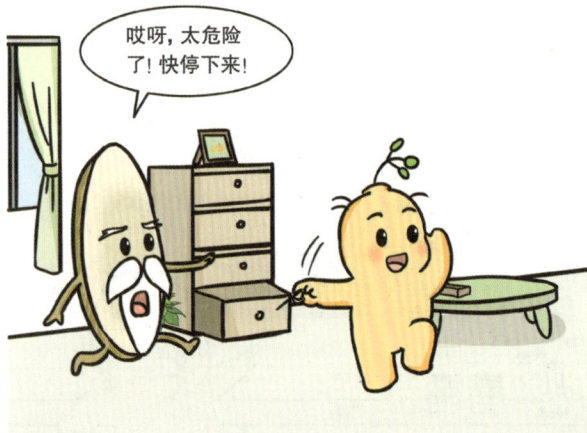

> 哎呀，太危险了！快停下来！

原来这些电视情节都是虚构出来的，随意模仿的行为非常危险。

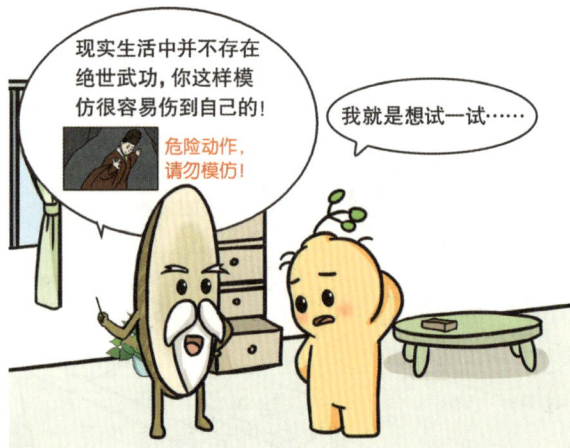

> 现实生活中并不存在绝世武功，你这样模仿很容易伤到自己的！
>
> 危险动作，请勿模仿！

> 我就是想试一试……

不过大家知道吗，现实生活中真实存在着"针"这一宝物。

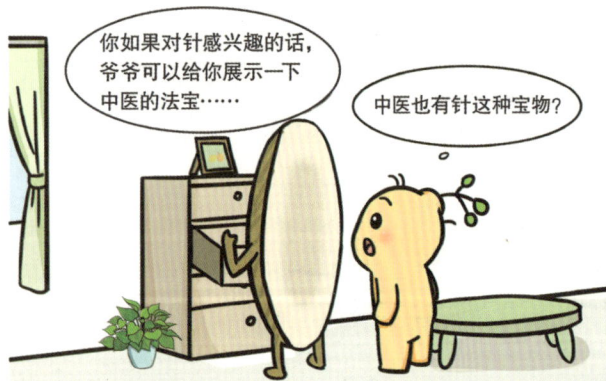

> 你如果对针感兴趣的话，爷爷可以给你展示一下中医的法宝……

> 中医也有针这种宝物？

此针便是中医手中可以治病救人的针灸针！

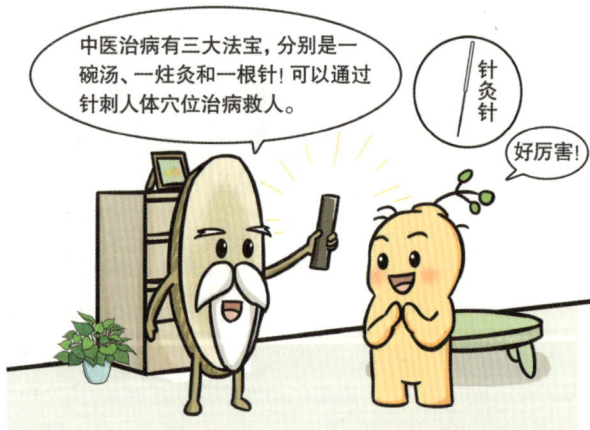

> 中医治病有三大法宝，分别是一碗汤、一炷灸和一根针！可以通过针刺人体穴位治病救人。

> 针灸针

> 好厉害！

针刺疗法便宜有效，适应证广，可以治疗内、外、妇、儿等各科疾病，深受人们的青睐。

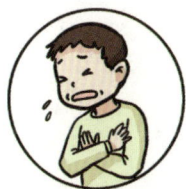
内科

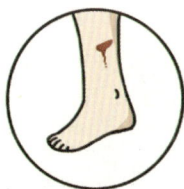
外科

针治百病

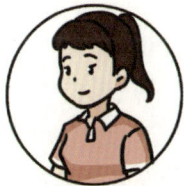
妇科

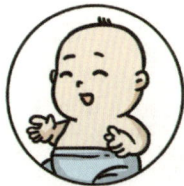
儿科

临床上，针刺经常与艾灸搭配治病，疗效颇佳，故而常被合称为"针灸疗法"。

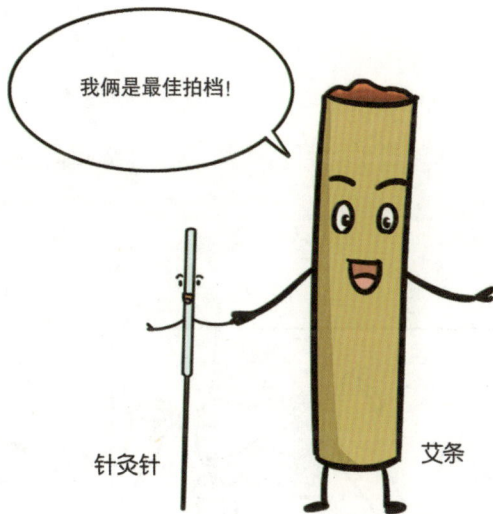

我俩是最佳拍档！

针灸针　　艾条

针灸疗法

需要注意的是，中医的针刺和西医的打针、打点滴是截然不同的治疗方法。

中西差异

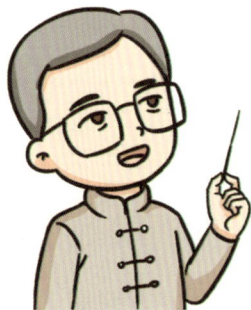

中医

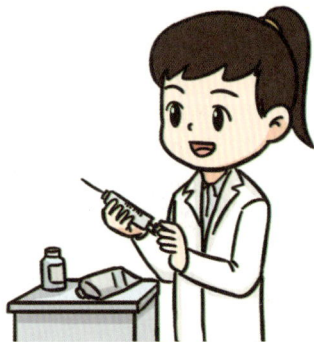

西医

西医的打针、打点滴是将药物输送到体内的一种途径。

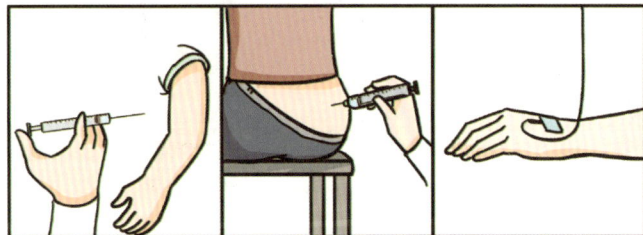

疫苗针　　　肌内注射针　　　静脉输液针

中医的针刺不需注射药物，只需将针灸针刺入人体体表特定的穴位就可以起到治疗作用。

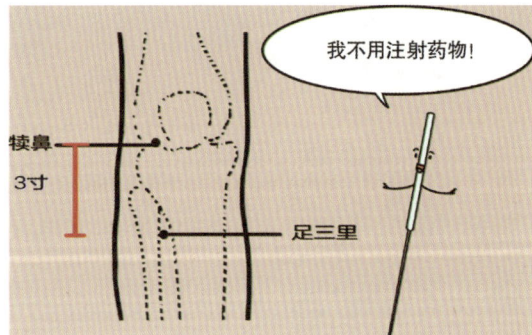

我不用注射药物！

犊鼻
3寸
足三里

不要小看了这一枚小小的针灸针，它的历史可非常悠久！

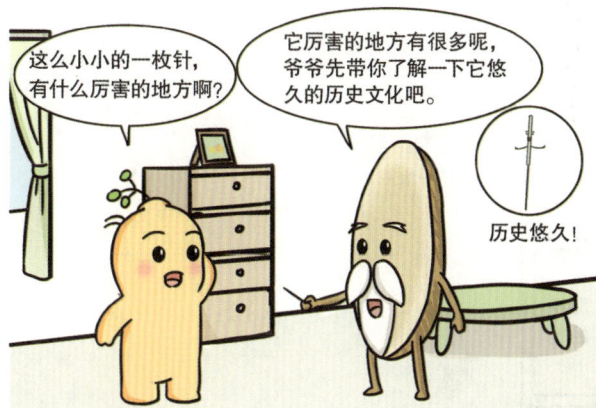

在远古时期，人们发现用尖锐的石头按压身上疼痛的地方可以起到缓解作用。

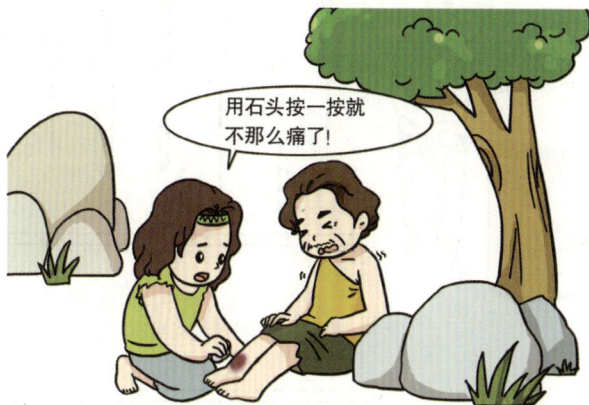

这么小小的一枚针，有什么厉害的地方啊？

它厉害的地方有很多呢，爷爷先带你了解一下它悠久的历史文化吧。

历史悠久！

用石头按一按就不那么痛了！

于是古人们便特地将石头磨尖用来治疗疾病。

后来，逐渐出现了用骨头、竹子等打磨的针具。

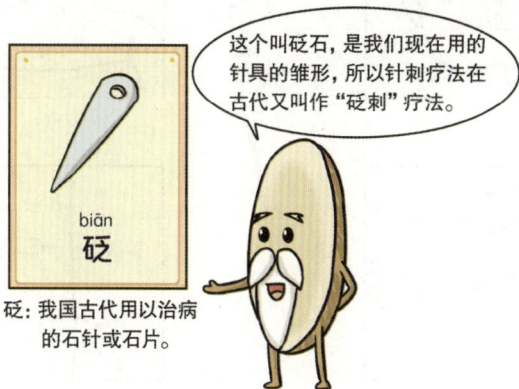

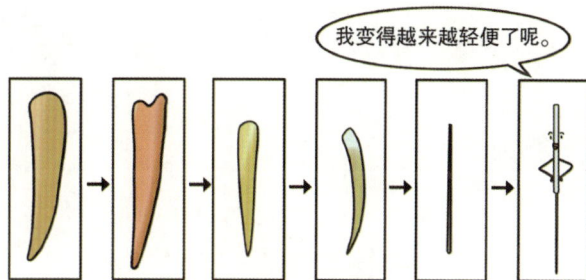

这个叫砭石，是我们现在用的针具的雏形，所以针刺疗法在古代又叫作"砭刺"疗法。

biān
砭

砭：我国古代用以治病的石针或石片。

我变得越来越轻便了呢。

针具演变史

工欲善其事，必先利其器．

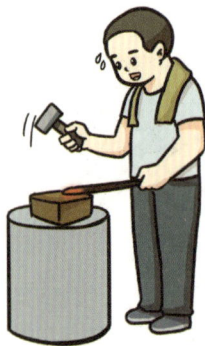

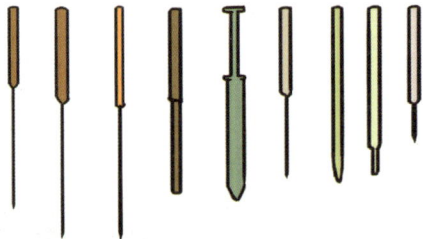

冶金技术不断发展后，出现了铁针、银针等，金属针具就逐步形成了！

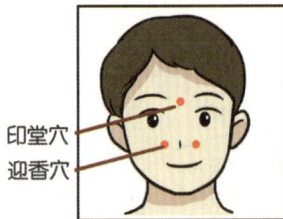

科普栏：
　　冶金——从矿物中提取金属或金属化合物，用各种加工方法将其制成具有一定性能的金属材料的过程和工艺。

1
2

印堂穴
迎香穴

人体一共有365个穴位。

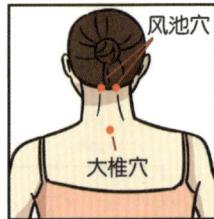

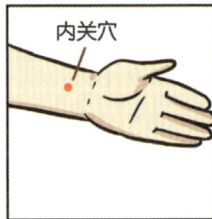

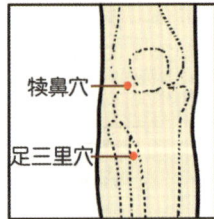

风池穴
大椎穴

内关穴

犊鼻穴
足三里穴

随着经验的积累，古人们将那些用针刺能起到治疗作用的身体特定部位叫作"腧穴"（穴位）。

古人还发现针刺穴位能够感觉到局部的酸麻刺激，还有沿着特定的身体路线放射的现象！

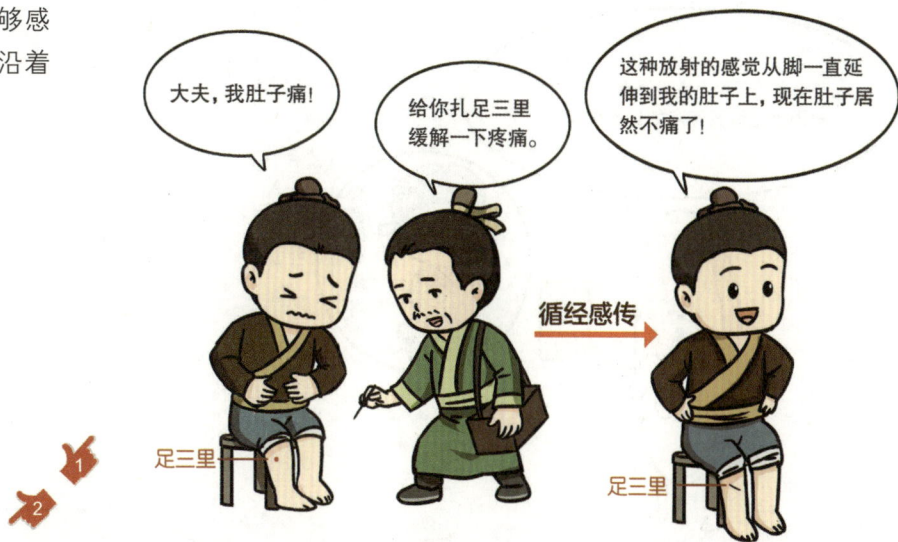

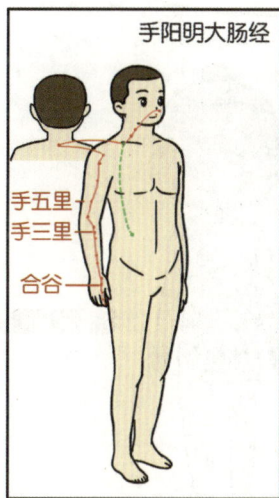

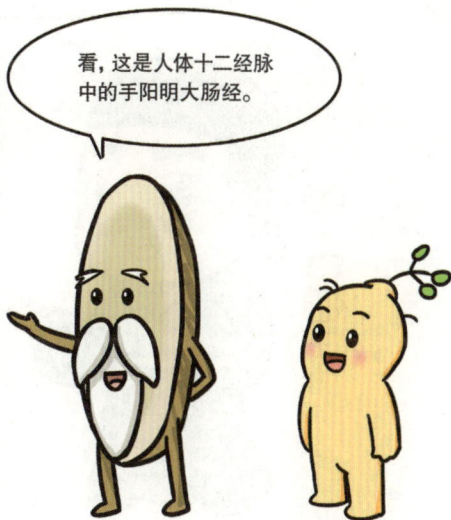

大夫，我肚子痛！

给你扎足三里缓解一下疼痛。

这种放射的感觉从脚一直延伸到我的肚子上，现在肚子居然不痛了！

循经感传

足三里

足三里

手阳明大肠经

手五里
手三里

合谷

看，这是人体十二经脉中的手阳明大肠经。

聪明的古人将这些特殊的放射路线称作"经络"，主要分为十二经脉和奇经八脉。

到了魏晋时期，皇甫谧总结前人的理论与经验所得，撰写了《针灸甲乙经》一书。

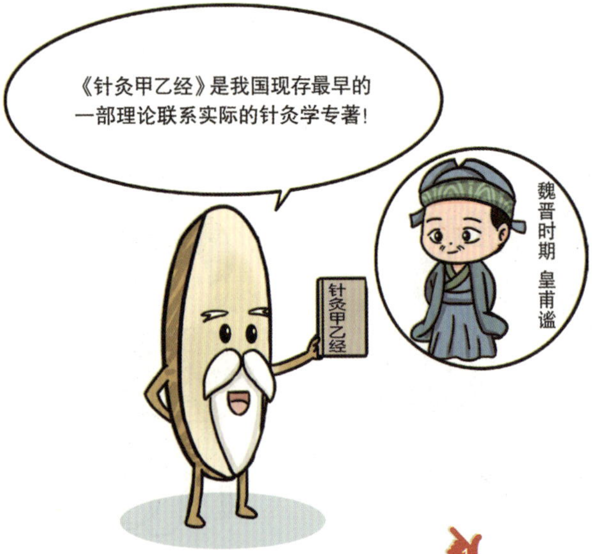

《针灸甲乙经》是我国现存最早的一部理论联系实际的针灸学专著！

针灸甲乙经

魏晋时期 皇甫谧

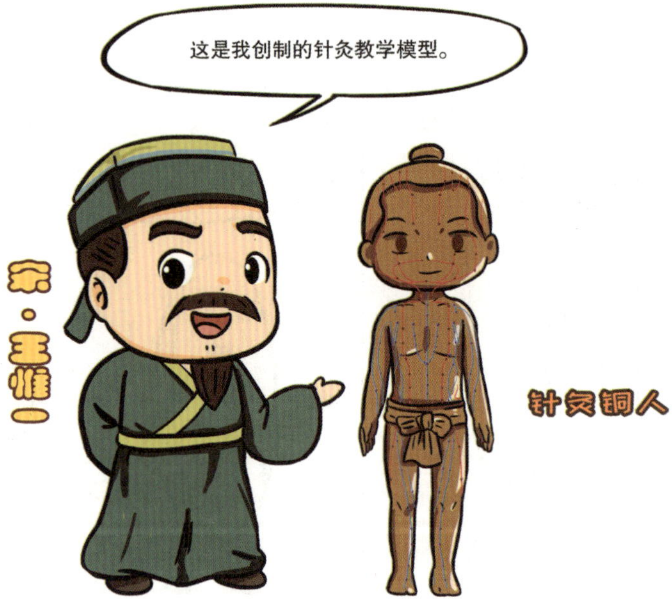

1
2

这是我创制的针灸教学模型。

宋·王惟一

针灸铜人

到了宋代，王惟一创制了"针灸铜人"教学与实践模型，极大促进了针灸的发展。

20 世纪 70 年代，针灸全面走向了世界，国外医家对针刺疗法也进行了完善，出现了电针、光针、磁针等类型。

现代

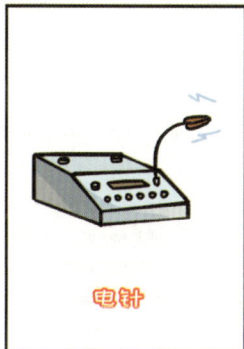

电针

用针刺入腧穴得气后，在针上通以（感应）人体生物电的微量电流波以刺激穴位，治疗疾病的一种疗法。

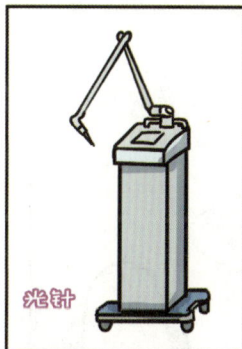

光针

利用激光代替毫针进行针灸的装置，又叫作"穴位激光照射""激光疗法"。

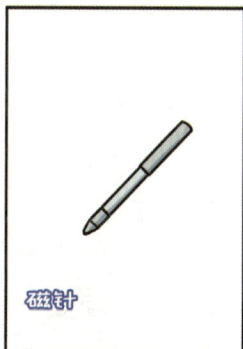

磁针

利用物理磁场或磁力治疗疾病的方法，作用和传统针灸类似。

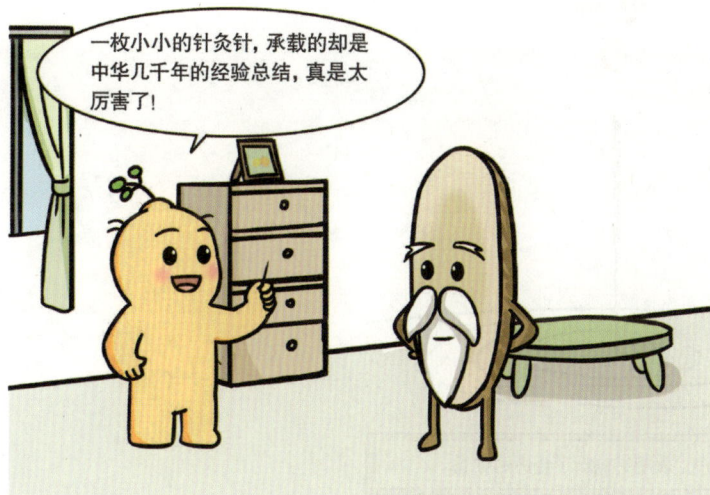

一枚小小的针灸针，承载的却是中华几千年的经验总结，真是太厉害了！

时至今日，针刺疗法作为中医学中不可或缺的一部分，不断与时俱进，为人类健康保驾护航。

第二节　针刺是中医药走向世界的先遣队

小朋友看到医生把一根长长的针扎入人体，肯定会很关心一个问题——针刺痛不痛？

其实，针刺时并不会太痛，针尖刺入皮肤时的感觉就像是被蚊子叮了一下。

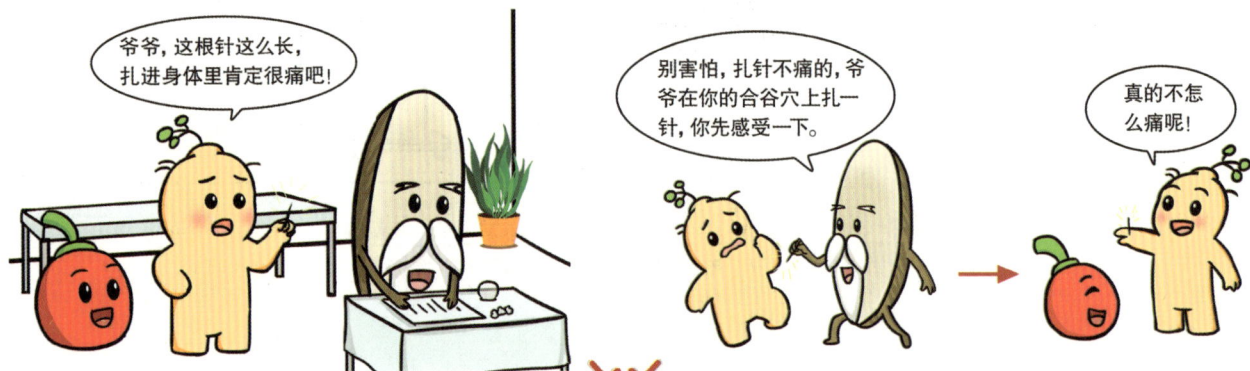

> 爷爷，这根针这么长，扎进身体里肯定很痛吧！

> 别害怕，扎针不痛的，爷爷在你的合谷穴上扎一针，你先感受一下。

> 真的不怎么痛呢！

入针后，刺入的穴位处会产生一种"酸、麻、胀、重"的感觉，中医学把这种感觉叫作"得气"。

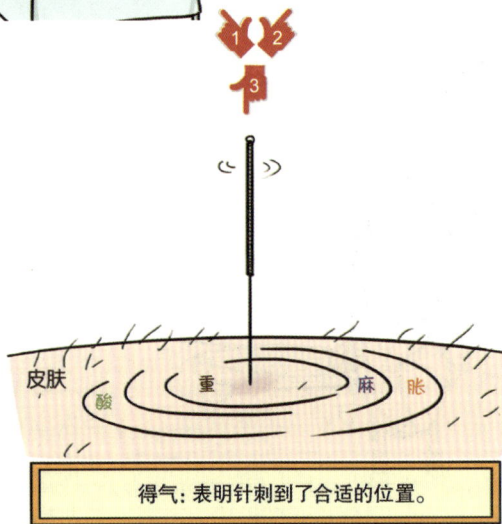

皮肤　酸　重　麻　胀

得气：表明针刺到了合适的位置。

得气的感觉是判定针刺疗效的标准之一。

> 爷爷，我现在手上酸酸麻麻胀胀的，好奇怪的感觉啊！

> 这是得气了，说明扎到了正确的位置。

针刺如果规范标准的话，这种得气感有时还会使人感觉舒服，不令人排斥。

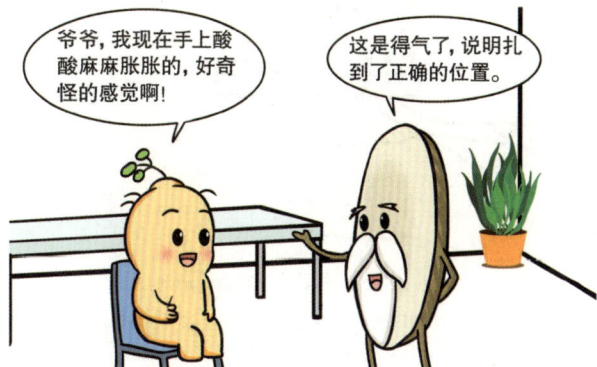

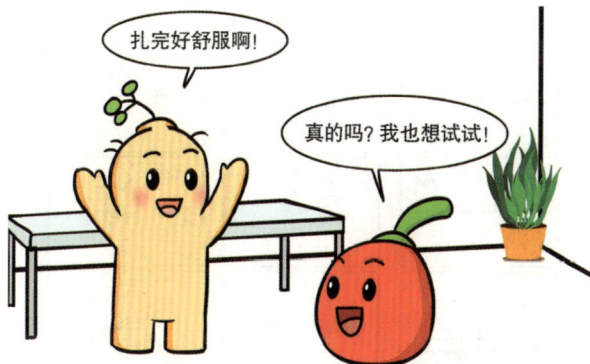

> 扎完好舒服啊！

> 真的吗? 我也想试试!

不过如果针刺的手法不熟练或刺到了血管或神经，可能会感觉到明显的疼痛。

> 哎呀，扎错位置了！

> 啊! 你扎到我了! 好痛!

合谷穴

神经

这时就要及时安全地把针拔出来，考量一下是否需要重新进针。

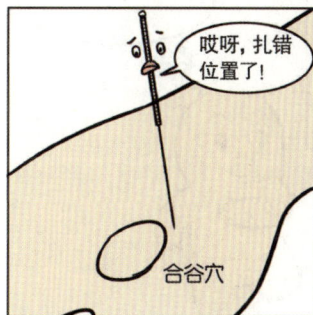

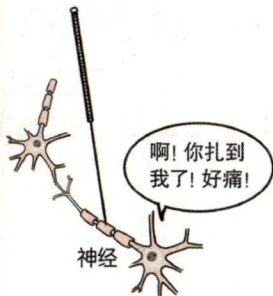

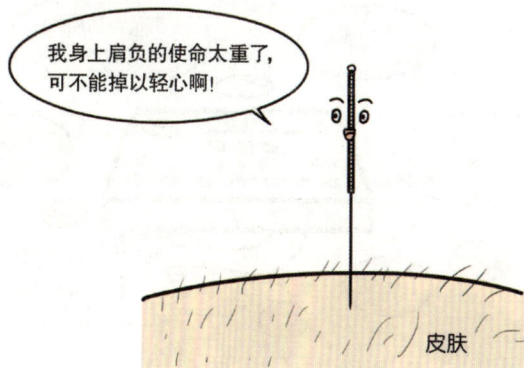

> 我身上肩负的使命太重了，可不能掉以轻心啊!

皮肤

现在针刺疗法除了最常使用的毫针外，还有其他多种形式。

其中电针疗法是指用电针机在刺入人体穴位的毫针上加以微量电流，增强刺激的一种治疗方法。

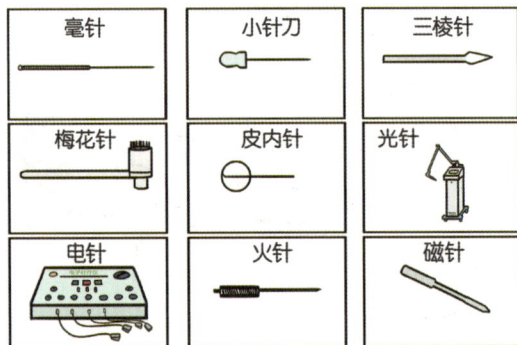

百变针刺疗法

毫针	小针刀	三棱针
梅花针	皮内针	光针
电针	火针	磁针

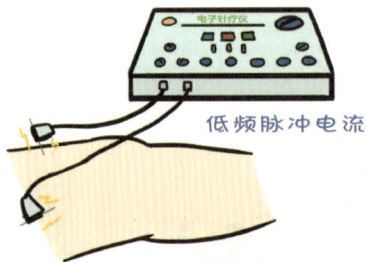

低频脉冲电流

科普栏

低频脉冲电流：指频率在1000Hz以下的脉冲电流，对感觉、运动神经都有较强的刺激、止痛作用。

大多数用针刺治疗有效的病证，都可用电针加强疗效。

更加厉害的是，电针还曾用于针刺麻醉手术中。

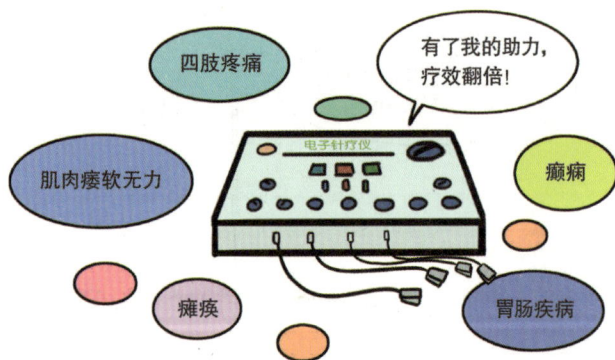

四肢疼痛

有了我的助力，疗效翻倍！

肌肉痿软无力

癫痫

瘫痪

胃肠疾病

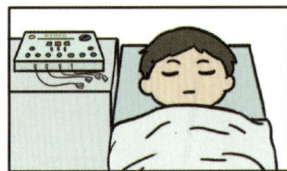

电针麻醉

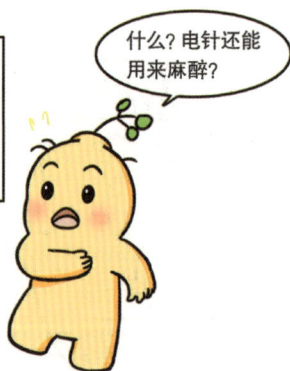

什么？电针还能用来麻醉？

20世纪我国的针刺麻醉手术可是震惊了全世界!

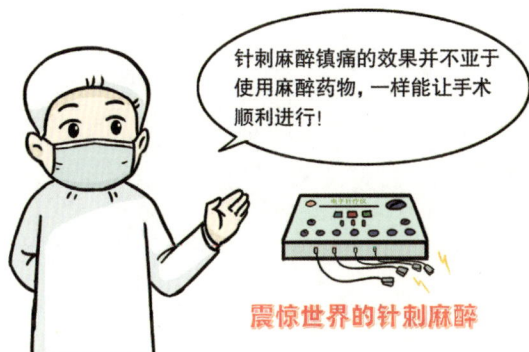

针刺麻醉镇痛的效果并不亚于使用麻醉药物,一样能让手术顺利进行!

震惊世界的针刺麻醉

1972年,美国总统尼克松访华,30多名访华团成员及记者参观了中国的针灸麻醉手术!

针麻手术进行中……

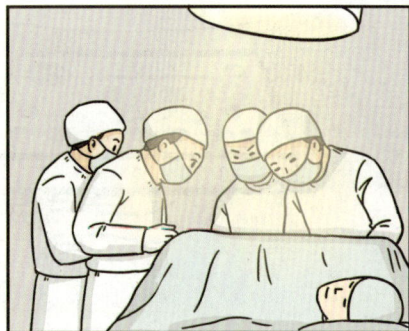

给手术患者针刺并接了电针后,患者在整个手术过程中没有一点痛苦的表现。这让美国访华团极为震惊!

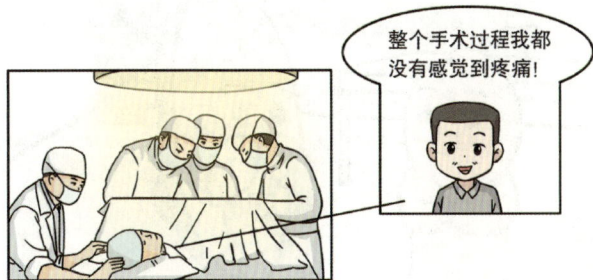

整个手术过程我都没有感觉到疼痛!

因为这件事的影响,美国首先掀起了中医"针灸热",并由此开启了中医走向世界的征程!

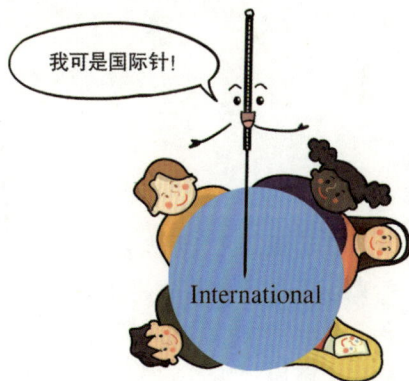

我可是国际针!

International

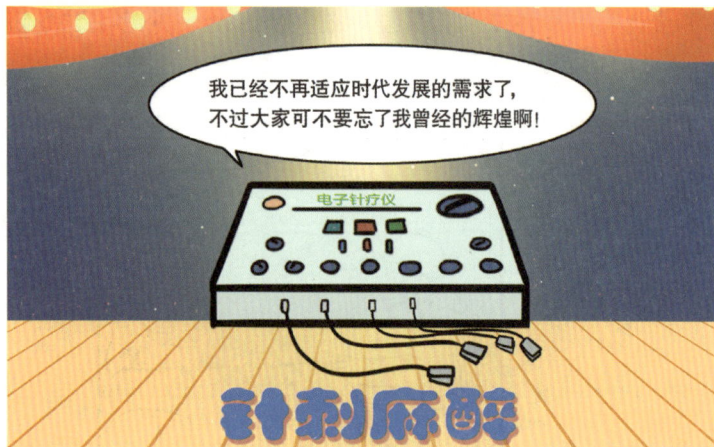

不过随着西医麻醉技术的发展，针刺麻醉慢慢淡出了历史舞台。

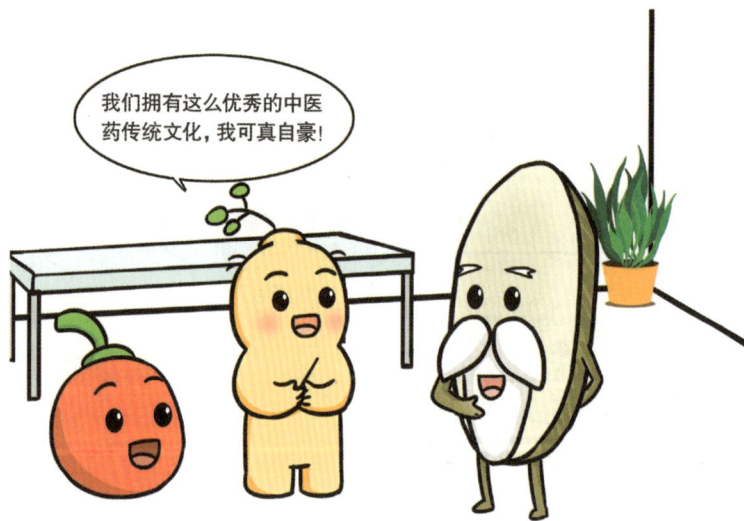

虽然现在已经很少见到针刺麻醉用于外科手术了，但它依旧是我们民族医药文化的骄傲！

第三章　艾灸治病小能手

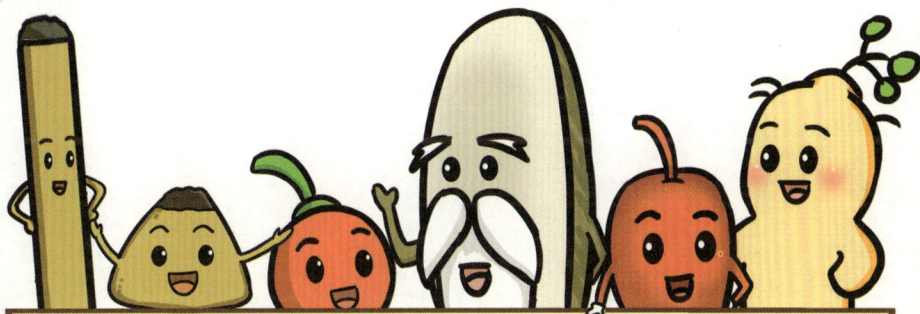

艾灸养生

第一节　艾灸的前身今世

这天，人参娃路过厨房门口，看见生姜奶奶正在厨房里忙着。

走近一瞧，只见生姜奶奶正在揉一团绿色的面，人参娃感到很是好奇。

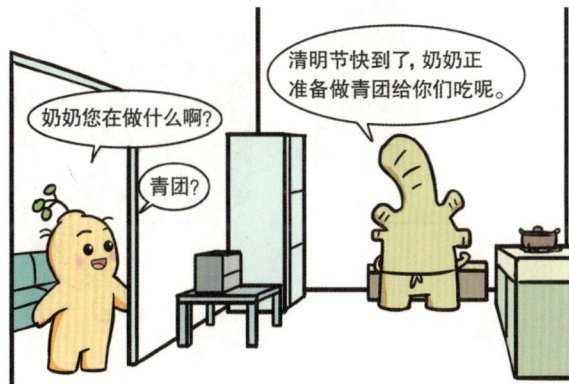

> 奶奶您在做什么啊？

> 青团？

> 清明节快到了，奶奶正准备做青团给你们吃呢。

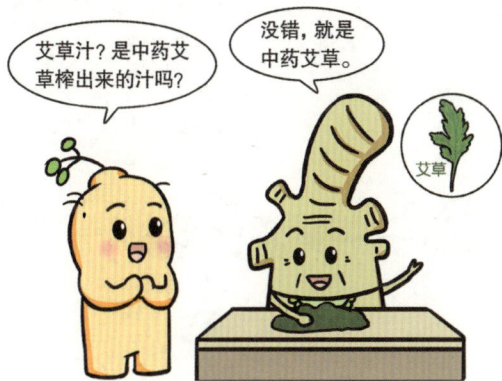

> 咦，这个面为什么是绿色的？

> 因为面团里加了新鲜的艾草汁，这是做青团的主要原料呢。

面团 ＋ 艾草汁

艾草？这名字好熟悉！

听到两人对话的芪爷爷也走进厨房，和他们聊起了艾草。

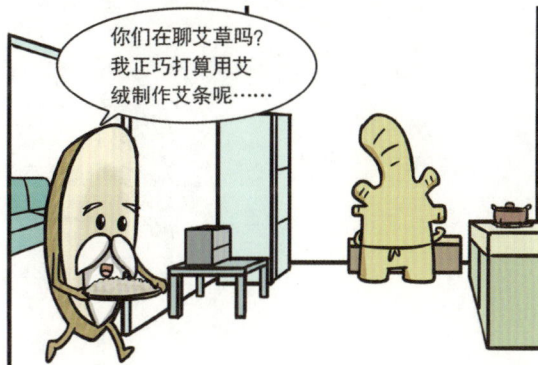

> 艾草汁？是中药艾草榨出来的汁吗？

> 没错，就是中药艾草。

艾草

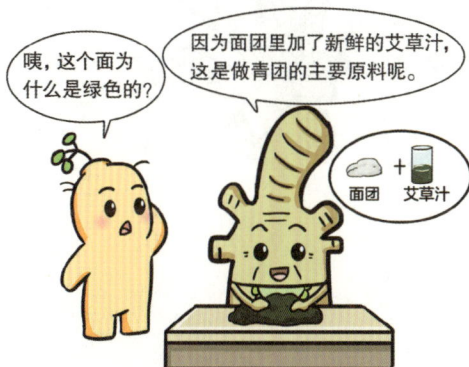

> 你们在聊艾草吗？我正巧打算用艾绒制作艾条呢……

艾草既可以食用，也可以药用。

药食两用

温经　　　　　　安胎

祛湿　　　　　　止血

散寒　　　　　　止痛

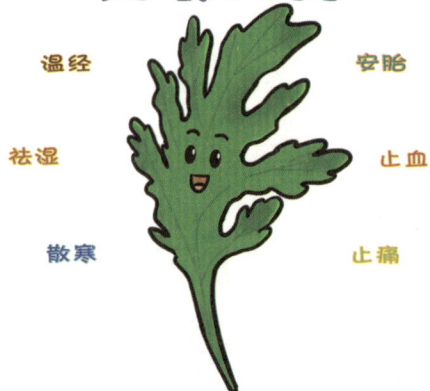

民间认为艾草还有辟邪、招百福的作用。

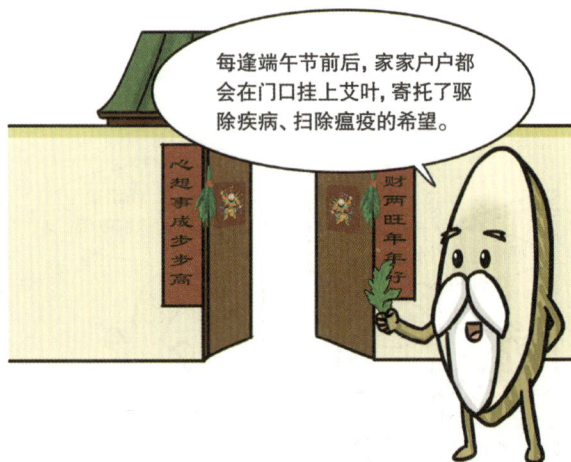

> 每逢端午节前后，家家户户都会在门口挂上艾叶，寄托了驱除疾病、扫除瘟疫的希望。

不过艾最为人称道的，是还可以用艾绒制作成艾炷、艾条用于"艾灸"。

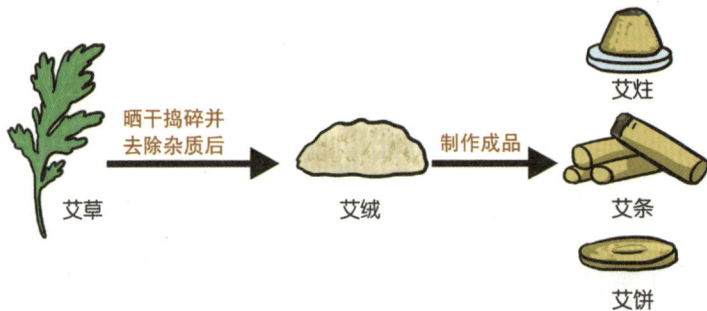

艾草　——晒干捣碎并去除杂质后——→　艾绒　——制作成品——→　艾炷／艾条／艾饼

艾灸，是指将艾叶制成的艾炷、艾条等点燃，熏灼人体穴位或特定部位，达到防病治病目的的一种中医疗法。

艾灸疗法历史悠久，来源可以追溯到我国原始社会时期。

灸＝熏灼

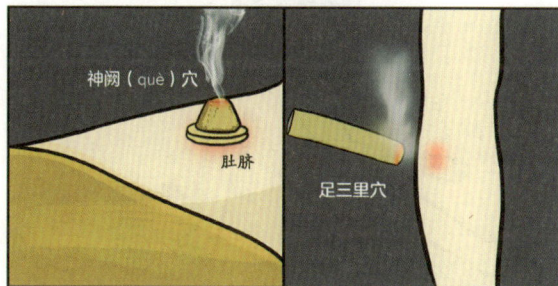

神阙（què）穴

肚脐

足三里穴

隔姜灸　　　　艾条灸

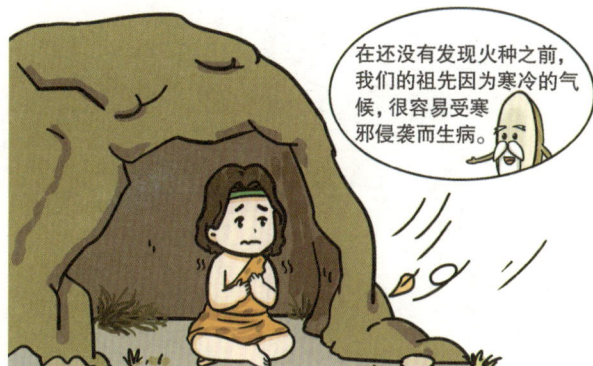

在还没有发现火种之前，我们的祖先因为寒冷的气候，很容易受寒邪侵袭而生病。

那时的人们懂得取火之后，发现某些病痛在烤火取暖后可以缓解或消除。

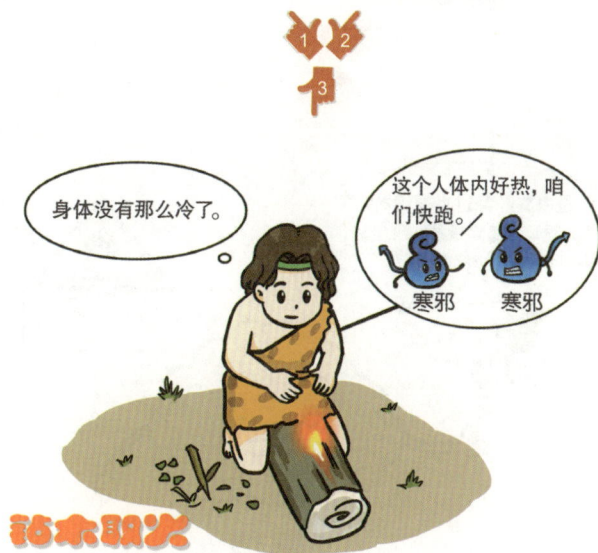

身体没有那么冷了。

这个人体内好热，咱们快跑。

寒邪　　寒邪

钻木取火

从无意发现到有意为之，人们逐渐积累了丰富的烤火治病的经验。

进而逐步形成了现代的"灸法"，而灸法所用材料，最初大多是可以燃烧的各种草木。

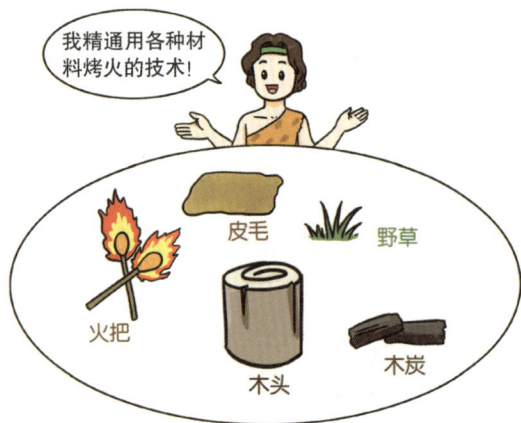

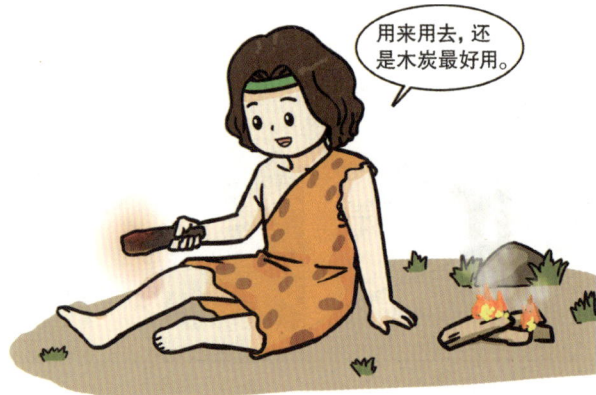

我精通用各种材料烤火的技术！

皮毛

野草

火把

木头

木炭

用来用去，还是木炭最好用。

后来人们发现用艾叶做成的艾绒容易点燃而且产生的烟雾少。

我是由艾叶经过反复晒杵、捶打、粉碎，筛除杂质、粉尘后，得到的软细如棉的物品。

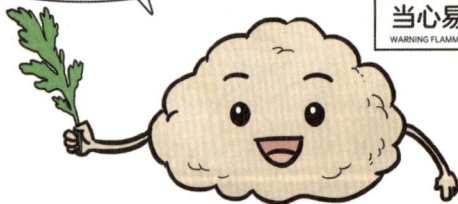

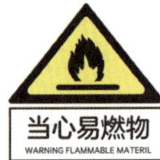

当心易燃物
WARNING FLAMMABLE MATERIL

艾绒

而且点燃艾绒后所散发的热力有着较强的穿透力，能够传导到穴位深部。

> 我是用棉纸包裹艾绒制作而成的艾条，用我做艾灸，可以将热力传送到穴位深处。

皮肤

使用艾草做灸法，能够充分发挥艾草温养经络、调和气血的功效。

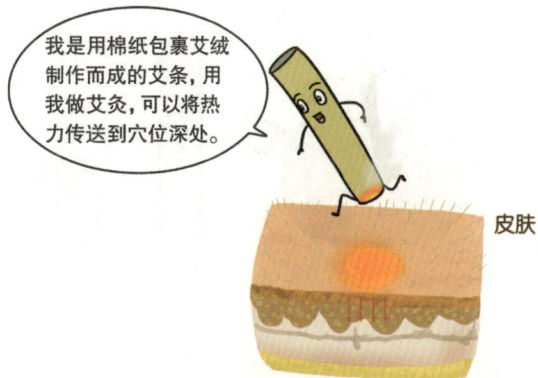

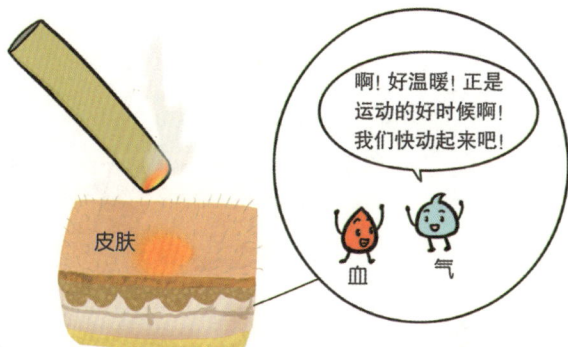

> 啊！好温暖！正是运动的好时候啊！我们快动起来吧！

皮肤

血　气

这样可以激发我们人体的"正气"，增强抗病能力，起到防病保健的作用！

> 惹不起，惹不起，快走！

艾条

因此，后来的人们大都使用艾绒来灸穴位。

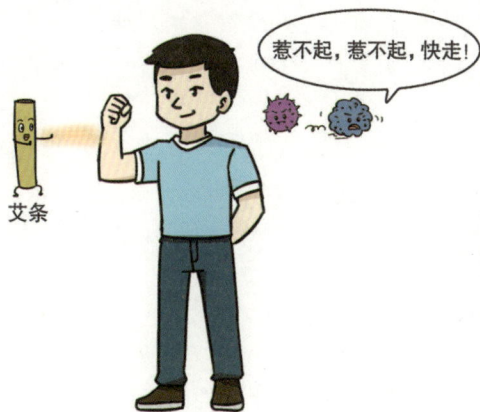

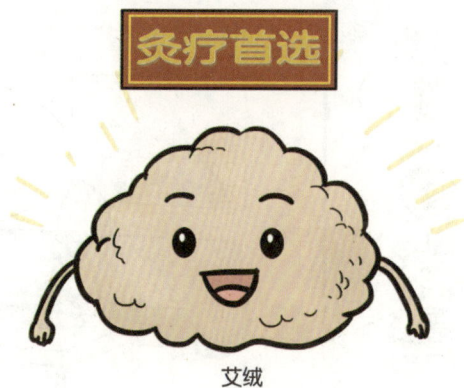

灸疗首选

艾绒

时至今日，艾灸已经成为中医疗法家族中必不可少的一员，为人们的健康保驾护航！

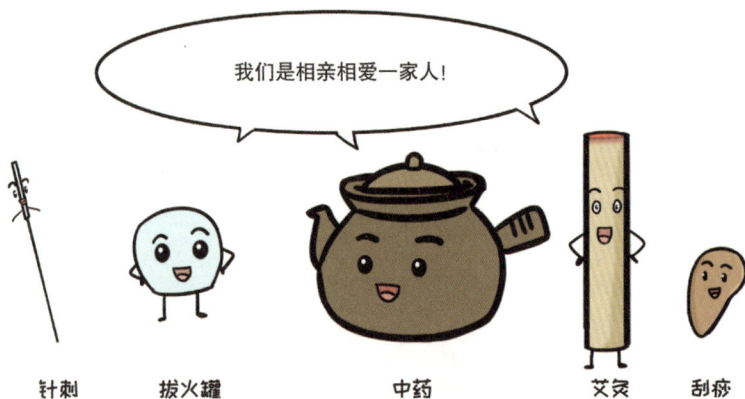

我们是相亲相爱一家人！

针刺　拔火罐　中药　艾灸　刮痧

众心齐，病魔倒！

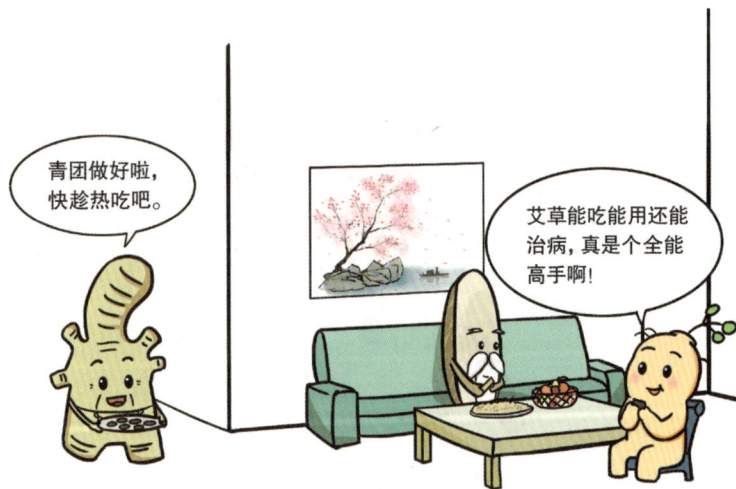

青团做好啦，快趁热吃吧。

艾草能吃能用还能治病，真是个全能高手啊！

这也多仰仗于全能的艾草啊！

第二节　方便实用的艾灸

这天，枣妹妹和小淘杞顶着炎炎烈日，打算到芪爷爷的医馆里找人参娃玩。

拐过一个街角时，小淘杞发现前方芪爷爷的医馆里向外冒着浓烟。

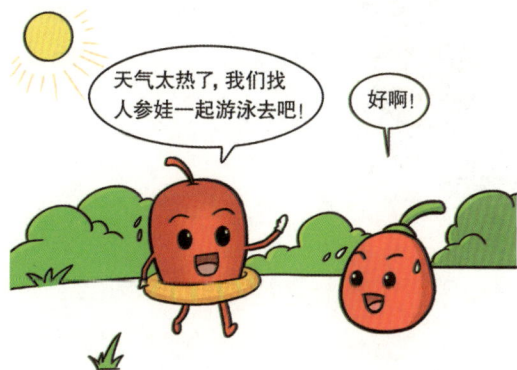

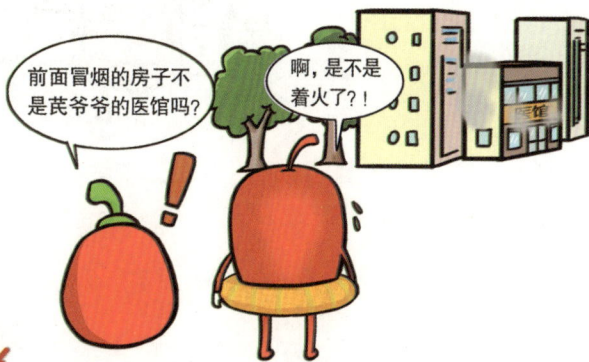

他们吓得赶忙冲过去看，却看到里面熙熙攘攘坐满了患者，人参娃和芪爷爷正在人群中忙碌。

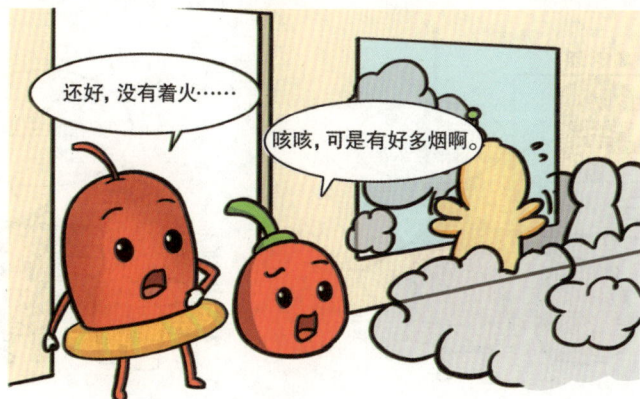

穿过人群，他们找到了正在给生姜片戳洞的人参娃，好奇地询问发生了什么事情。

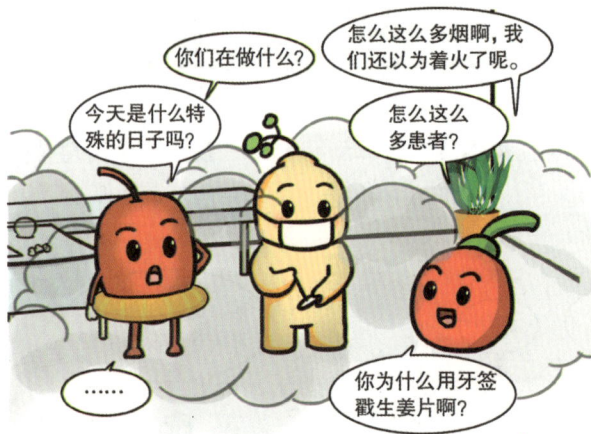

原来这是芪爷爷在给大家做三伏灸。

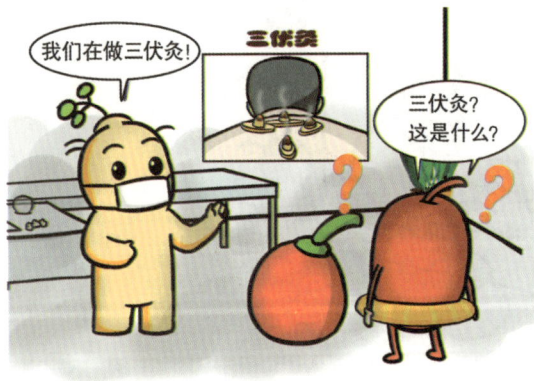

忙忙碌碌的一天结束了，趁着打扫的空隙，芪爷爷终于得空给大家说起了三伏灸。

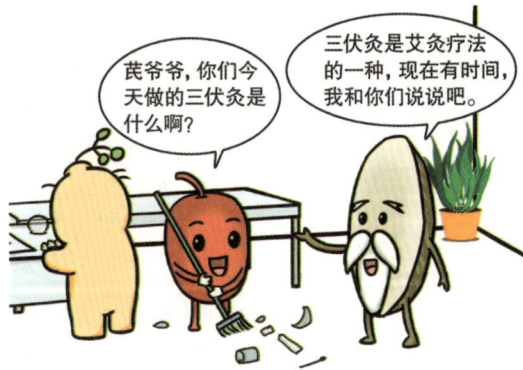

三伏灸是艾灸疗法的一种，因为是在夏季三伏天开展的，所以称为"三伏灸"。

作为我国传统医学中最具特色的伏天保健疗法，三伏灸与现代预防医学有异曲同工之妙。

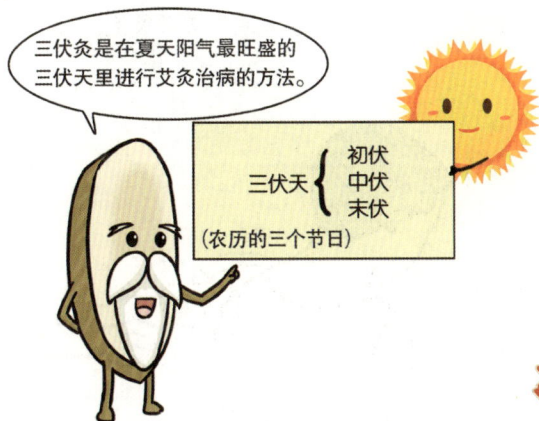

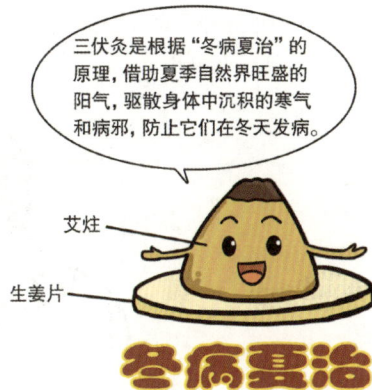

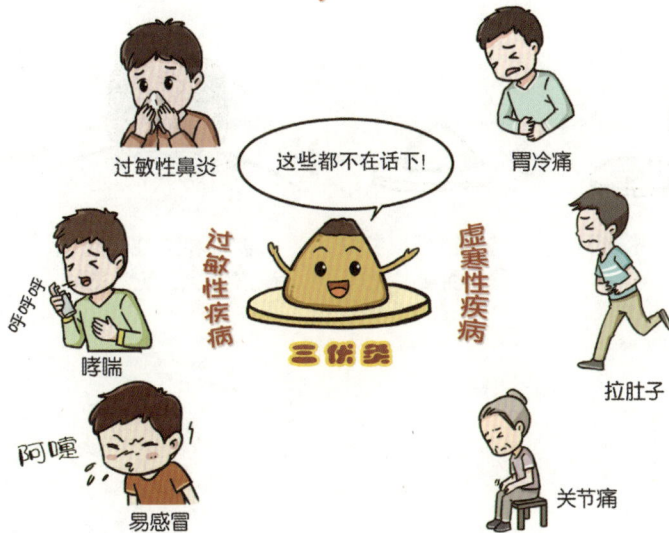

三伏灸是在夏天阳气最旺盛的三伏天里进行艾灸治病的方法。

三伏天 { 初伏 中伏 末伏

(农历的三个节日)

三伏灸是根据"冬病夏治"的原理，借助夏季自然界旺盛的阳气，驱散身体中沉积的寒气和病邪，防止它们在冬天发病。

艾炷

生姜片

冬病夏治

过敏性鼻炎

这些都不在话下！

胃冷痛

呼呼呼

哮喘

过敏性疾病

虚寒性疾病

三伏灸

拉肚子

阿嚏

易感冒

关节痛

主要适用于两大类疾病：过敏性疾病；与虚寒有关的疾病。

具体做法是：在三伏天里，根据所要预防的疾病，在人体对应的穴位贴上中药或者进行灸治。

三伏贴

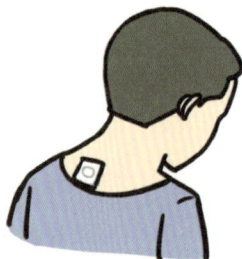
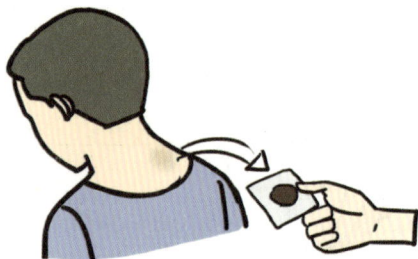

中药方　　　　　　贴在人体穴位上　　　　　　4～6小时后揭下

三伏灸

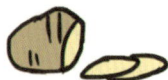 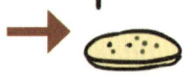 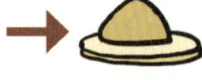 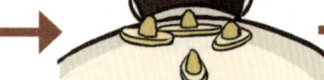 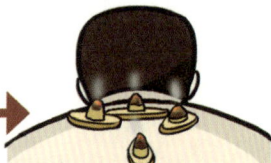

生姜切片　　　用牙签戳洞　　　将艾绒捏成艾炷，　　将姜片和艾炷一起放　　艾炷燃尽后，更换新的
　　　　　　　　　　　　　　置于生姜片上　　　在穴位上，点燃艾炷　　艾炷点燃，一个穴位重
　　　　　　　　　　　　　　　　　　　　　　　　　　　　　　　　复灸2~3次

需要注意的是，每年三伏天灸治的穴位都不是固定的，因此需要到正规医院进行治疗。

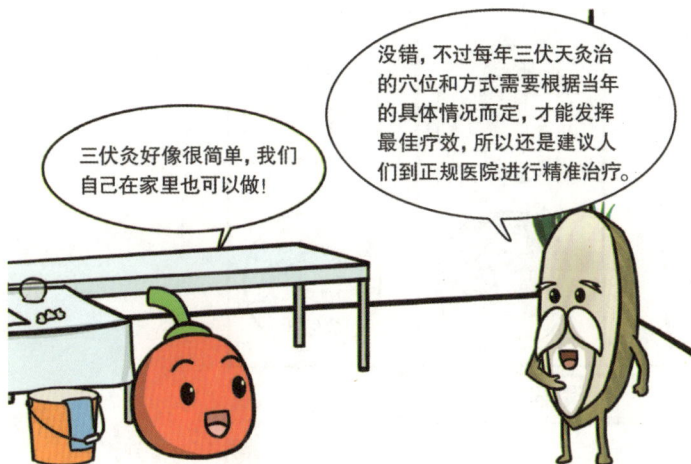

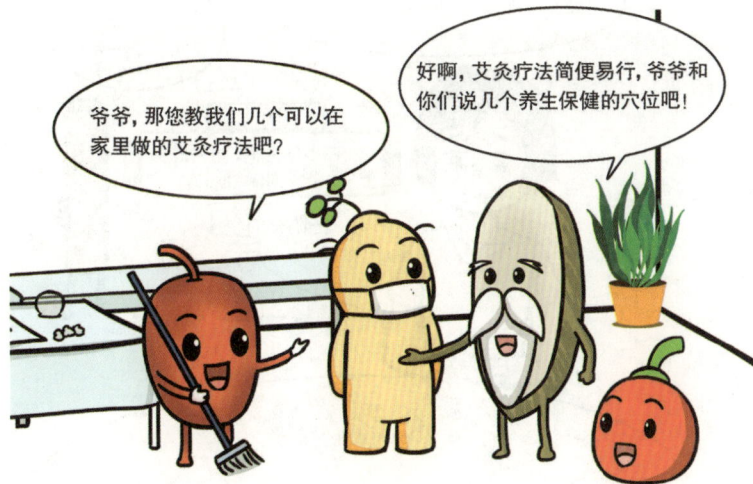

三伏灸好像很简单，我们自己在家里也可以做！

没错，不过每年三伏天灸治的穴位和方式需要根据当年的具体情况而定，才能发挥最佳疗效，所以还是建议人们到正规医院进行精准治疗。

爷爷，那您教我们几个可以在家里做的艾灸疗法吧?

好啊，艾灸疗法简便易行,爷爷和你们说几个养生保健的穴位吧!

那平时在家里，我们可以怎样利用艾灸进行防病保健呢?

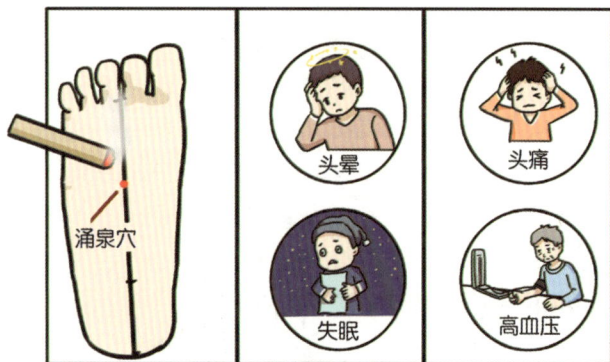

涌泉穴

头晕

头痛

失眠

高血压

涌泉穴 🔍

在双足底部，卷足时足底前部最凹陷处。

比如，灸一灸足底的涌泉穴可以治疗头晕、头痛、失眠等，还可以防治心脑血管疾病。

月经又不规律了，饭也吃不下了……

用我灸一灸三阴交穴会好一点!

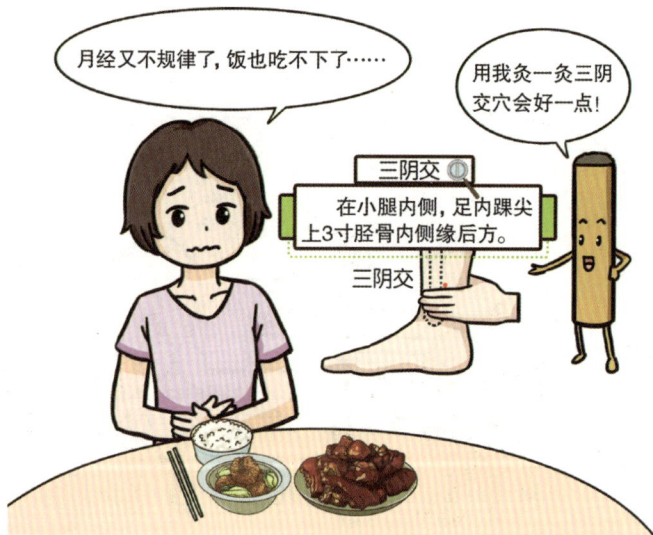

三阴交 🔍

在小腿内侧，足内踝尖上3寸胫骨内侧缘后方。

三阴交

三阴交穴在我们的小腿内侧，对于平常手脚冰凉、食欲不好、月经不调的女生很适合。

四指长 (3寸)

足三里

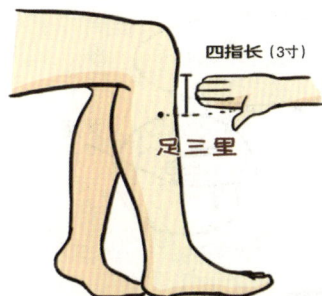

这可是强壮穴!

足三里穴是全身的强壮滋补大穴，经常灸它可以强身健体!

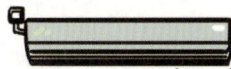

足三里穴

髌骨（膝盖的圆形骨）直下两侧的凹陷处叫膝眼，内侧为内膝眼，外侧为外膝眼。足三里位于外膝眼下方3寸，距胫骨前缘一横指距离处。

1
2

肚子好痛，要拉肚子了!

可以灸一灸神阙穴!

神阙穴

神阙穴

在腹部正中，也就是肚脐的位置。

受凉后肚子痛、拉肚子时，可以灸一灸神阙穴，可以缓解很多呢!

067

瘦弱、经常感到疲劳没力气的小朋友可以灸一灸关元穴!

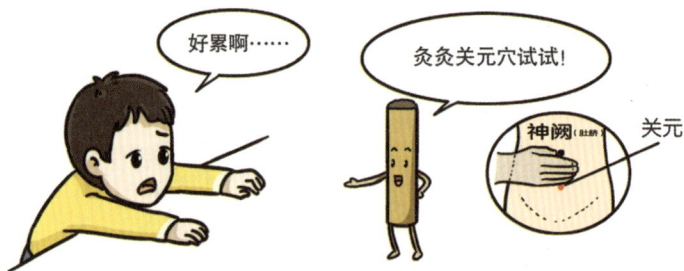

好累啊……

灸灸关元穴试试!

神阙(肚脐)   关元

关元穴

在下腹部,前正中线上,肚脐下方3寸处。

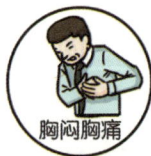
胸闷胸痛

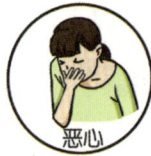
恶心

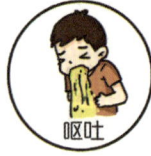
呕吐

胸痛、呕吐灸内关!

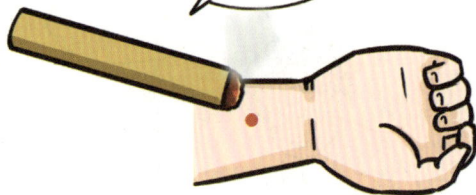

内关穴

正坐仰掌,离手腕第一横纹上2寸的两条筋之间的凹陷处。

对于胸闷胸痛、恶心、呕吐的患者则可以灸一灸内关穴,疗效显著!

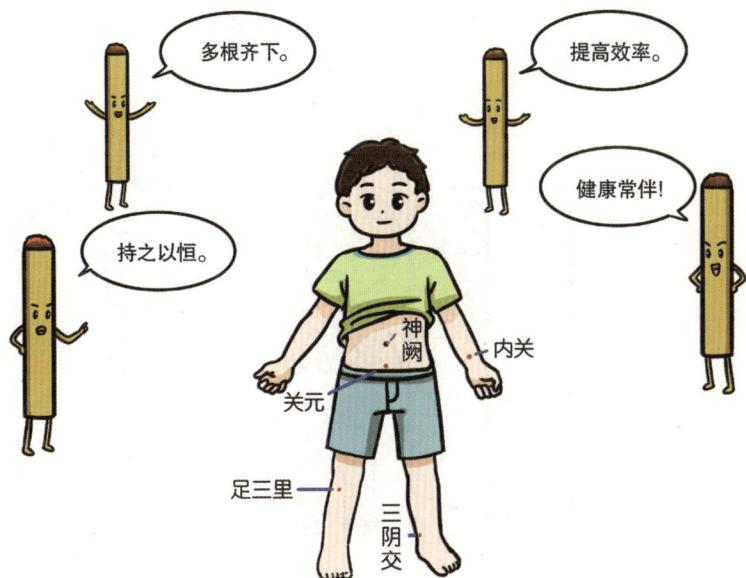

以上穴位还可以互相搭配一起艾灸呢！而且最好要坚持每天 1 次，每周 1 个疗程。

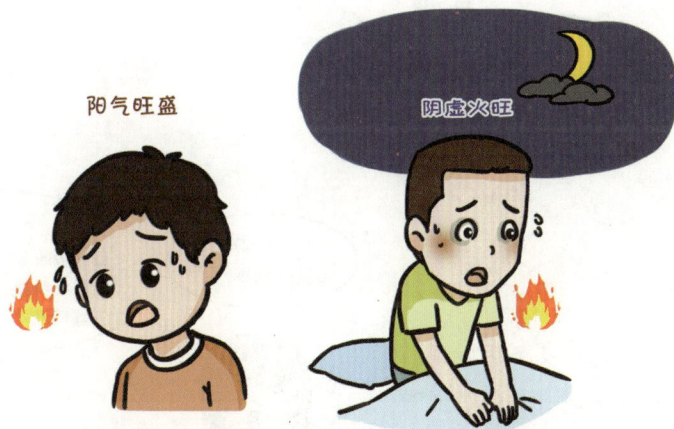

多根齐下。

提高效率。

健康常伴!

持之以恒。

神阙

内关

关元

足三里

三阴交

1
2

阳气旺盛

阴虚火旺

不过，艾灸虽好，也不是人人适用。

阳气太盛或者阴虚火旺的人体内的津液本就不足，此时如果艾灸，会起到"扇风助火"的反效果，所以他们都不适合用艾灸疗法。

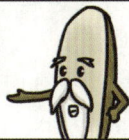

069

而且艾绒是易燃物品，所以做完艾灸后，一定要保证将其熄灭，防止复燃，引发火灾！

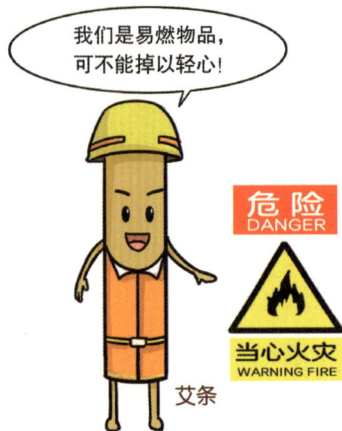

注意艾灸后要多饮水，不要喝冷水，以喝温开水为好。

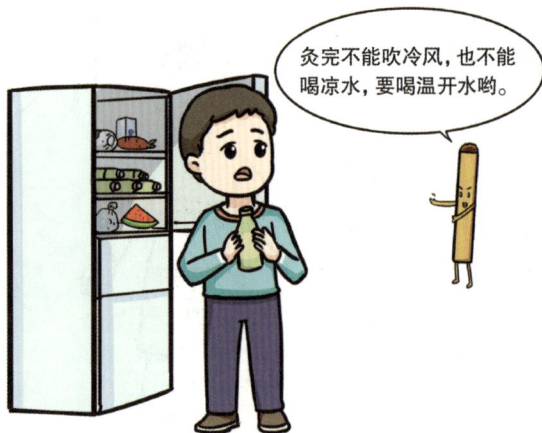

我们是易燃物品，可不能掉以轻心！

危险 DANGER

当心火灾 WARNING FIRE

艾条

灸完不能吹冷风，也不能喝凉水，要喝温开水哟。

怎么办，做艾灸后皮肤起水疱了！

没关系，小水疱不要擦破，它会自然吸收消失的，较大的水疱可以用细针挑破放出里面的液体，注意皮肤清洁，很快就会好的！

如果艾灸后发现局部有红肿、起小水疱的现象，不用太过担心，很多是正常现象，比较严重的话就需要到医院进行进一步处理啦。

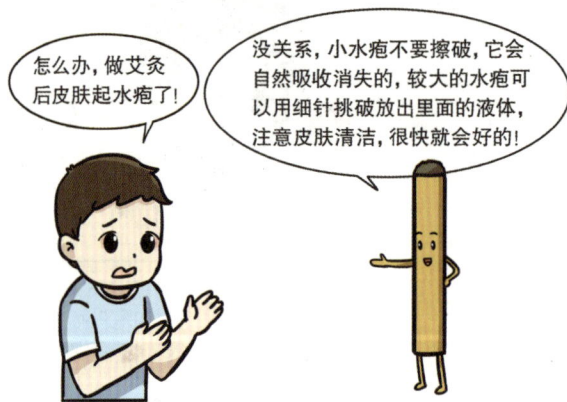

艾灸贴

艾灸盒

艾灸棒

葫芦灸

艾灸架

如果你适合艾灸疗法，现在有多种多样简便实用的艾灸器具可供选择呢！

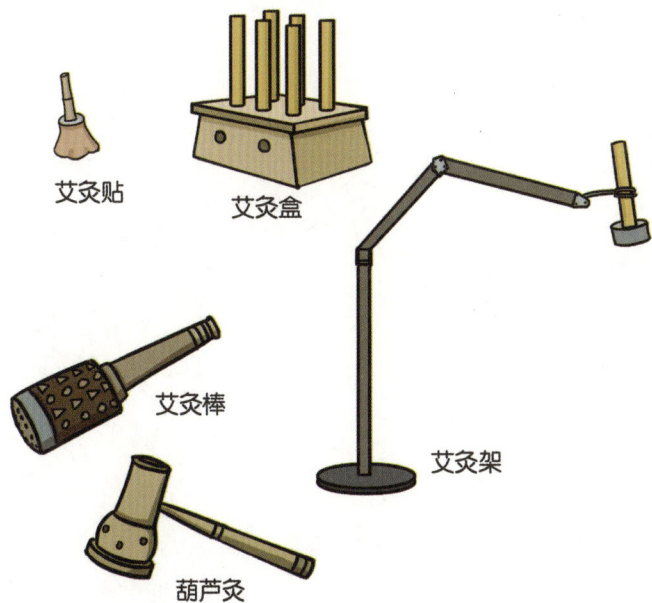

小朋友们学完后，可以把这些健康知识带回家，和家里的长辈们一起艾灸养生。

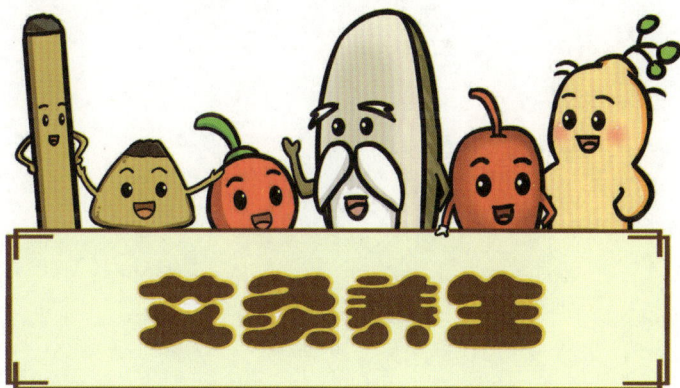

艾灸养生

第四章　不用吃药的推拿疗法

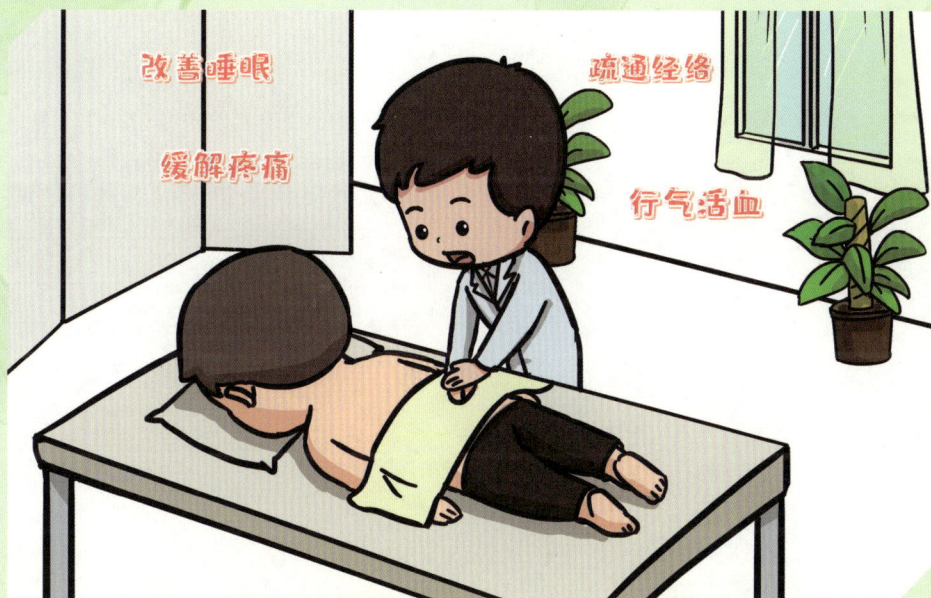

改善睡眠　疏通经络
缓解疼痛　行气活血

第一节 推拿按摩——手上的功夫

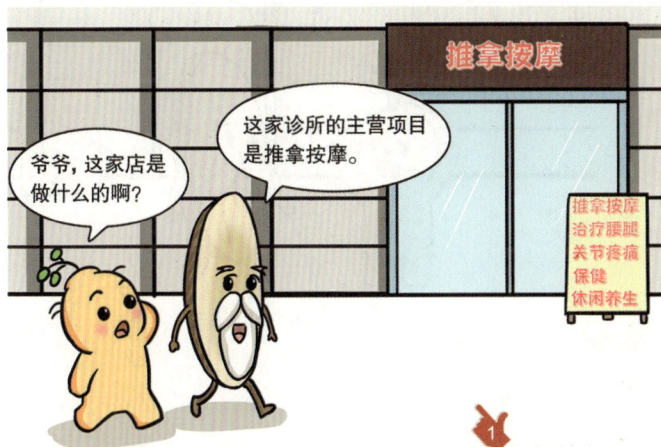

人参娃跟着芪爷爷出门散步时，被街边诊所的"推拿按摩"字样所吸引。

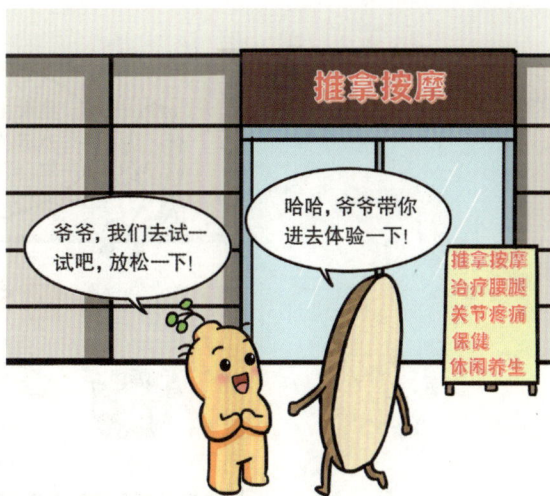

人参娃也想体验一下推拿按摩的感觉，便拉着芪爷爷走进诊所。

一位治疗师亲切地接待了人参娃。

经过治疗后，人参娃感觉自己四肢通达，身轻如燕，不由得感慨推拿按摩的神奇。

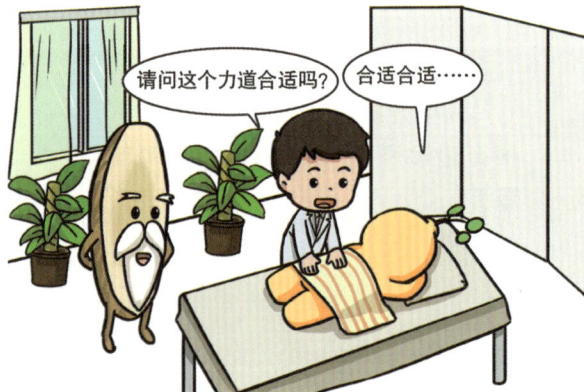

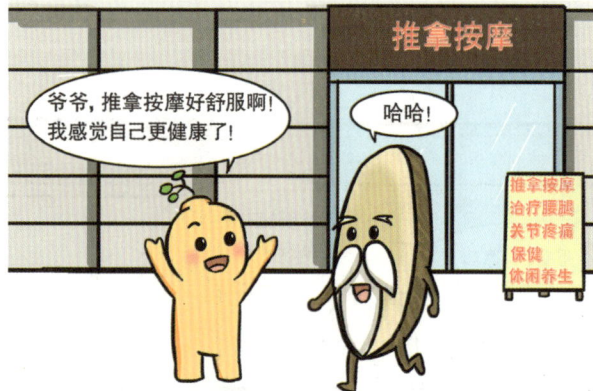

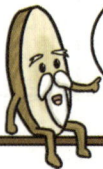

原来，推拿按摩也是中医特色的治疗方法啊!

推拿按摩也是中医学中的一种特色治疗方法，推拿和按摩两者其实没有本质区别，现在我们常简称为推拿。

中医常见治疗方法

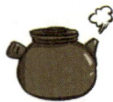

中药治疗　　推拿按摩　　针灸　　拔罐

改善睡眠

缓解疼痛

疏通经络

行气活血

1

2

这种用特定手法动作作用于人体体表的治疗方法，能够预防、治疗疾病。

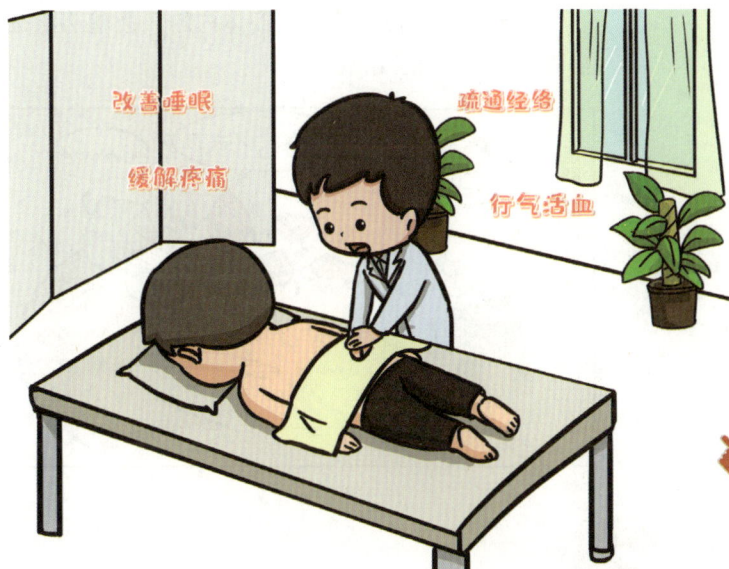

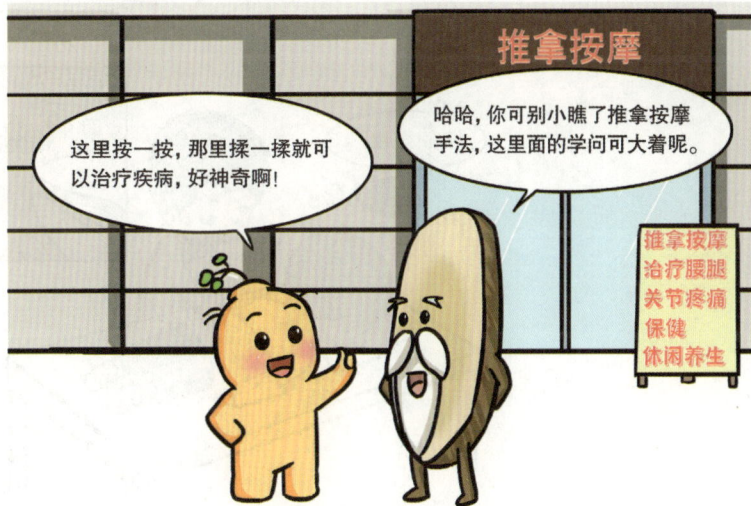

推拿按摩

这里按一按，那里揉一揉就可以治疗疾病，好神奇啊！

哈哈，你可别小瞧了推拿按摩手法，这里面的学问可大着呢。

推拿按摩
治疗腰腿
关节疼痛
保健
休闲养生

推拿治疗疾病的作用机理是什么呢?

中医学认为我们身体中存在很多经络，"气"和"血"都在经络中运行。

如果经络出现问题，我们体内的气血就不能正常的运行了，就会出现疾病。

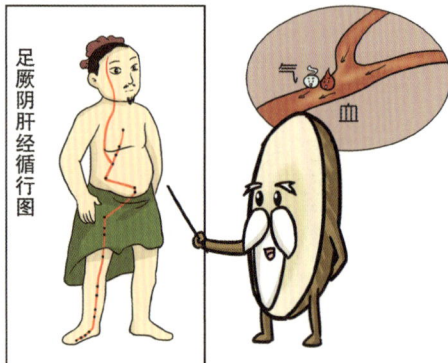

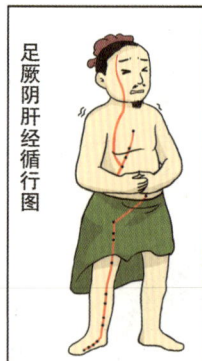

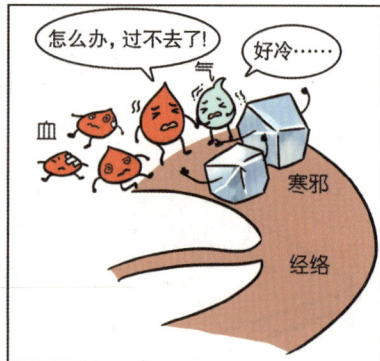

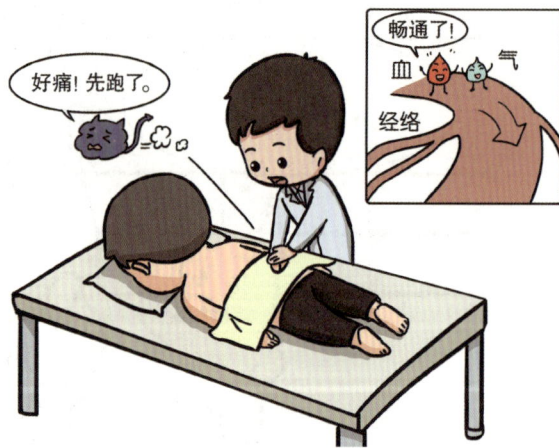

足厥阴肝经循行图

气
血

足厥阴肝经循行图

怎么办，过不去了！
好冷……
气
血
寒邪
经络

好痛! 先跑了。

畅通了！
血
气
经络

推拿可以疏通我们身体的这些部位，赶走邪气，使得气和血的流动和畅舒达。

我们身体中还有许多的筋、骨、关节。

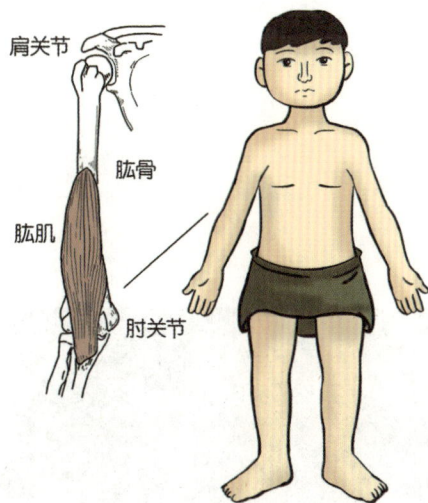

肩关节

肱骨

肱肌

肘关节

当这些筋、骨、关节出现问题的时候，我们就会出现疼痛等症状。

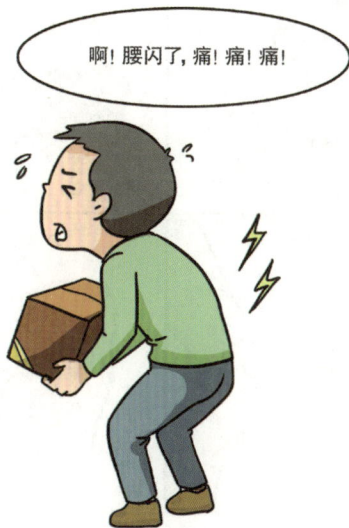

啊! 腰闪了, 痛! 痛! 痛!

推拿可以帮助筋、骨、关节恢复到正常状态，减轻痛苦。

痛则不通　　通则不痛

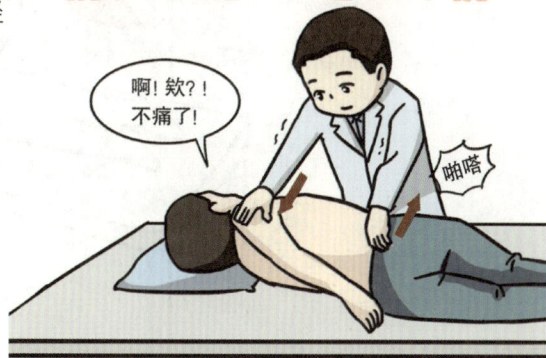

啊! 欸?!
不痛了!

啪嗒

眼保健操

捶背

捏脚

按揉穴位

太冲穴

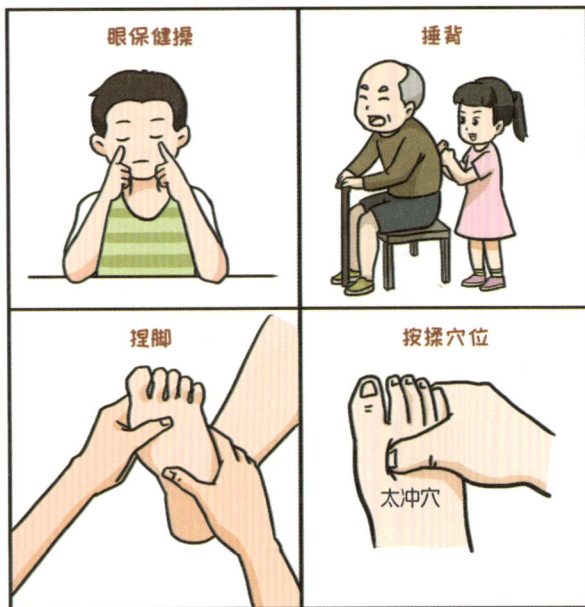

推拿按摩在日常生活中十分常见。

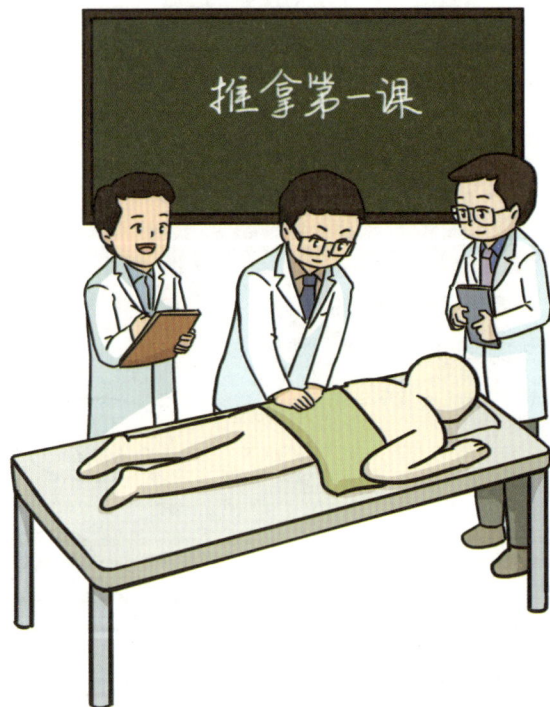

1
2

推拿第一课

但只有经过正规培训和严格考核后的推拿师才能为大众服务。

不过我们可以学习一些简单的手法技巧，在日常生活中也很实用。

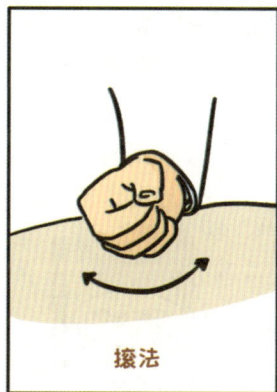

擦法

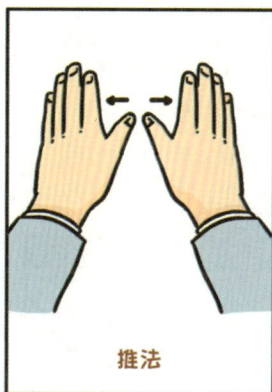

推法

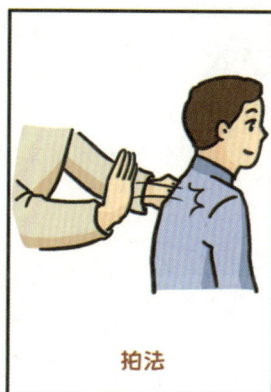

拍法

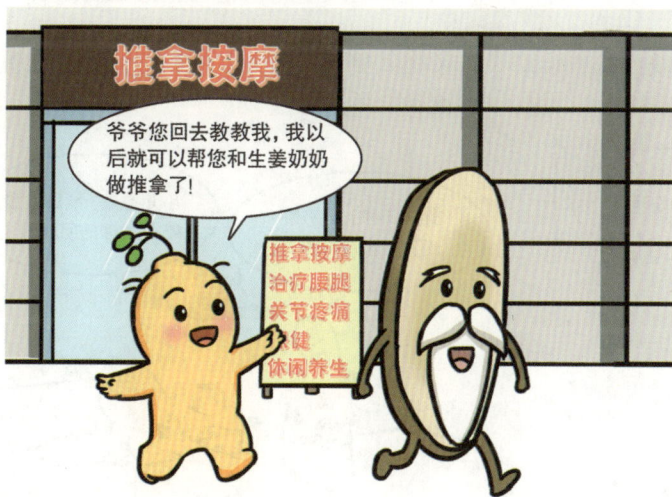

推拿按摩

爷爷您回去教教我，我以后就可以帮您和生姜奶奶做推拿了！

推拿按摩
治疗腰腿
关节疼痛
保健
休闲养生

让我们学几招手上的功夫，争做推拿小达人吧！

第二节　小儿推拿不吃药

生姜奶奶准备了丰盛的晚餐。

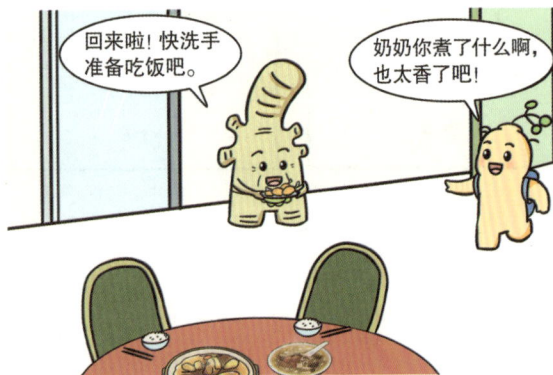

> 回来啦！快洗手准备吃饭吧。

> 奶奶你煮了什么啊，也太香了吧！

好不容易等到晚饭时间，人参娃吃得肚子就像小皮球一样越来越鼓。

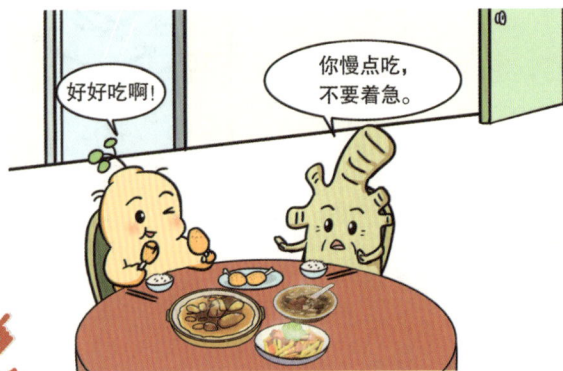

> 好好吃啊！

> 你慢点吃，不要着急。

吃得太撑的人参娃想吃消食片，生姜奶奶告诉他不用药也能解决他的烦恼。

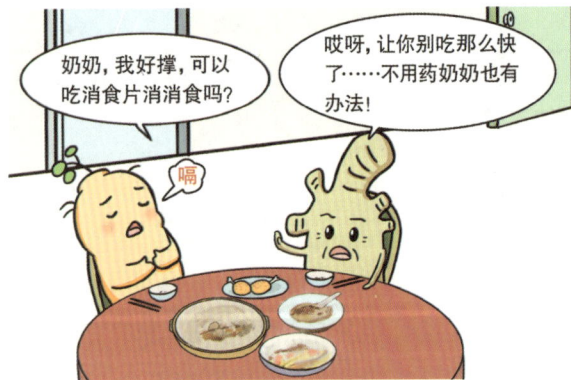

> 奶奶，我好撑，可以吃消食片消消食吗？

> 哎呀，让你别吃那么快了……不用药奶奶也有办法！

> 嗝

生姜奶奶领着人参娃到房间中，准备运用小儿推拿帮助他消食。

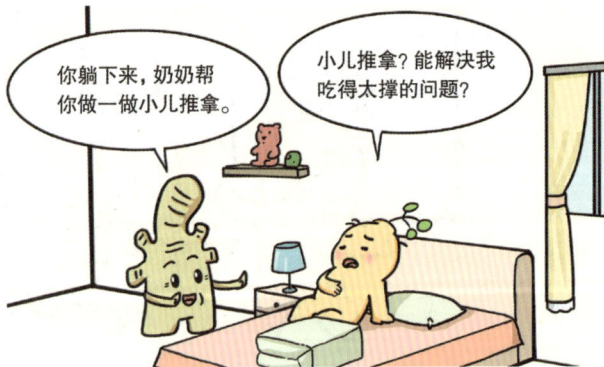

> 你躺下来，奶奶帮你做一做小儿推拿。

> 小儿推拿？能解决我吃得太撑的问题？

常见的消食手法有哪些呢？

宝宝积食常见推拿手法

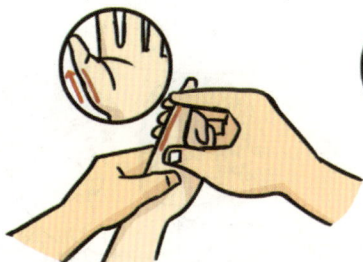
清脾胃

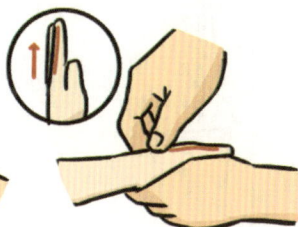
清大肠

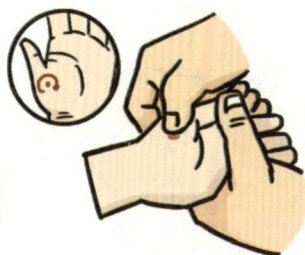
揉板门

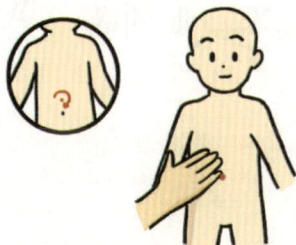
顺摩腹

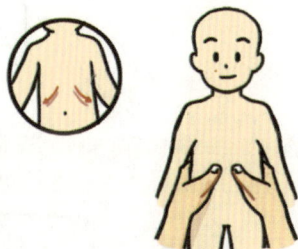
分腹阴阳

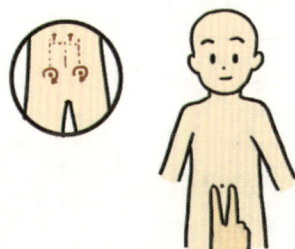
揉天枢穴

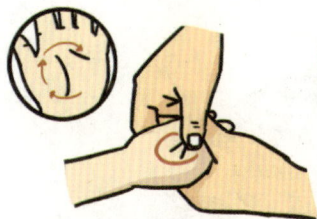
顺运内八卦

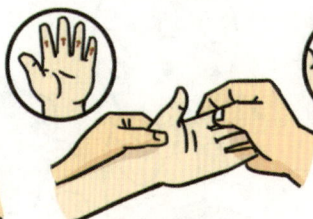
掐四缝

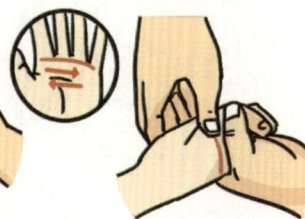
推小横纹

做完推拿后，人参娃感觉舒服多了，生姜奶奶便给他说起了神奇的小儿推拿疗法。

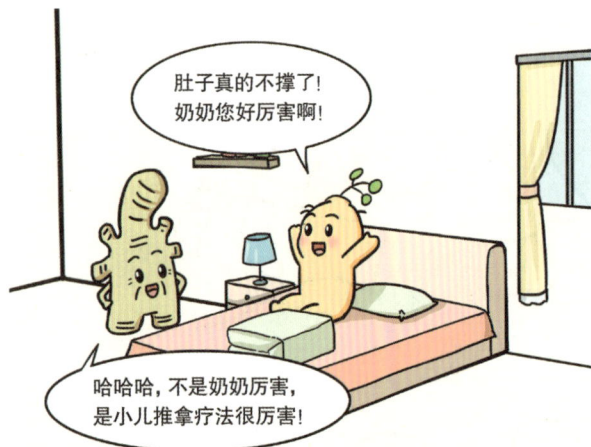

> 肚子真的不撑了！
> 奶奶您好厉害啊！

> 哈哈哈，不是奶奶厉害，
> 是小儿推拿疗法很厉害！

原来小儿推拿是一种针对 6 岁以下小孩子的特殊中医治疗方法。

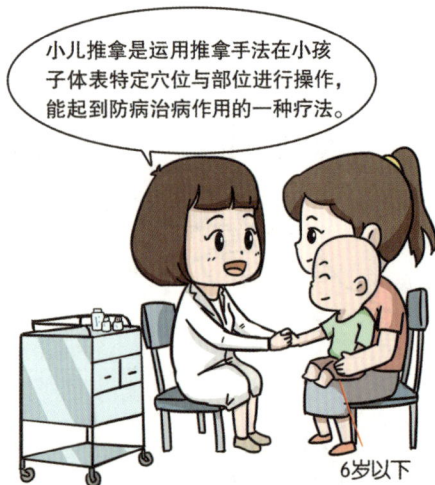

> 小儿推拿是运用推拿手法在小孩子体表特定穴位与部位进行操作，能起到防病治病作用的一种疗法。

6 岁以下

小儿脏腑十分娇嫩，很多疾病按照给成人治病的方法并不是很合适。

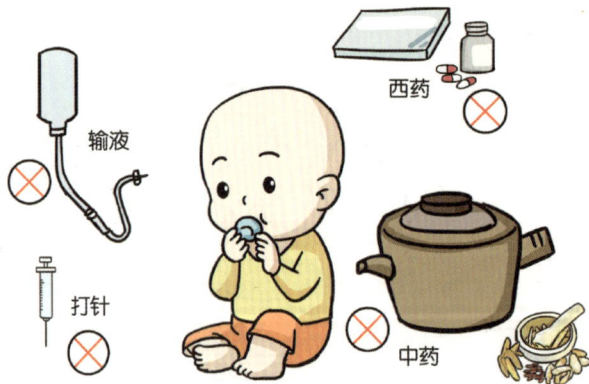

输液

西药

打针

中药

古代的医家们就想出了小儿推拿的方法，帮助孩子们解决疾病问题。

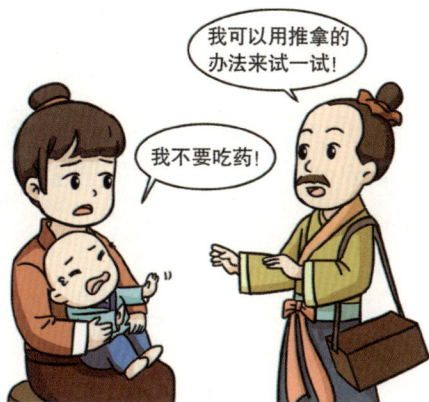

我国现存最早的小儿推拿专著是明代医学家杨继洲编著的《小儿按摩经》。

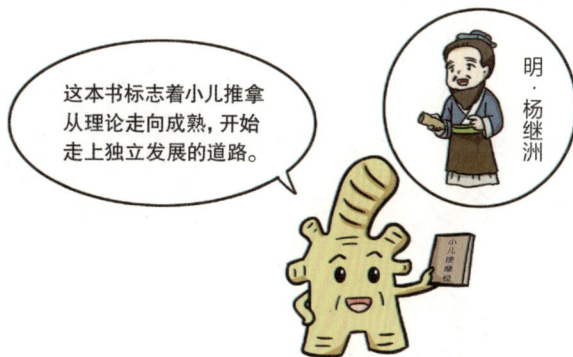

我可以用推拿的办法来试一试！

我不要吃药！

这本书标志着小儿推拿从理论走向成熟，开始走上独立发展的道路。

明·杨继洲

小孩子就像一个小太阳，体内的阳气十分充足，只要稍稍引导就能促进气血流通，调畅脏腑功能，从而维护身体健康。

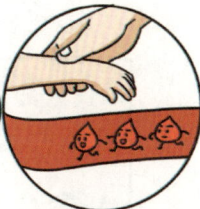

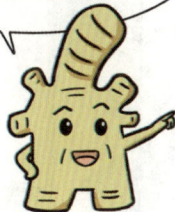

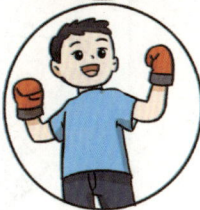

小儿推拿的作用机理十分简单，就是通过推拿手法刺激孩子们身上的穴位。

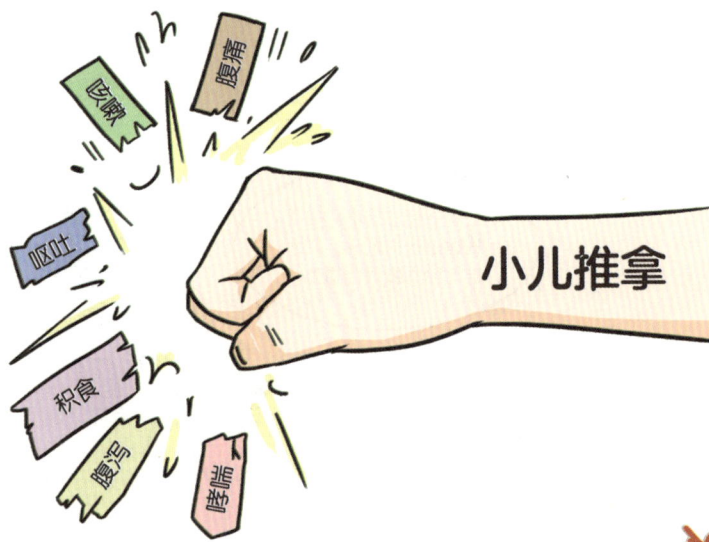

可以治疗多种小儿常见疾病。

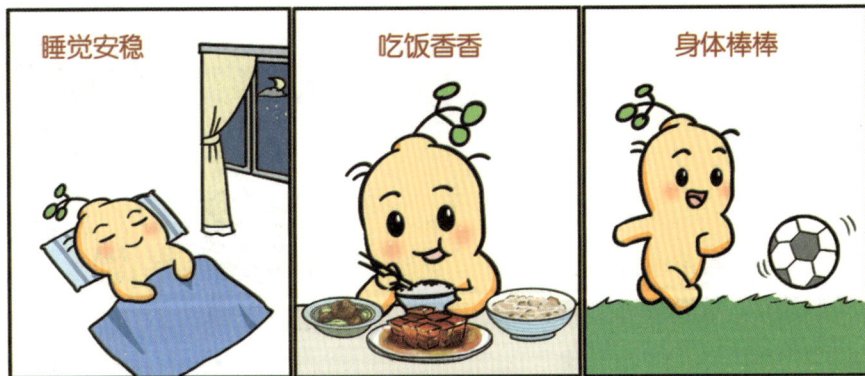

咳嗽

腹痛

呕吐

积食

腹泻

哮喘

小儿推拿

睡觉安稳

吃饭香香

身体棒棒

这些方法只要运用得当，小宝贝们就能睡觉安稳、吃饭香香、身体棒棒。

需要注意的是，如果小朋友有烧伤、烫伤等皮肤破损，这个时候就不适宜使用推拿手法了。

而且小朋友的皮肤娇嫩，推拿手法一定要轻柔。

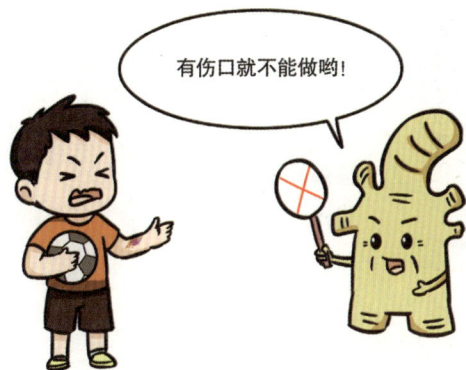

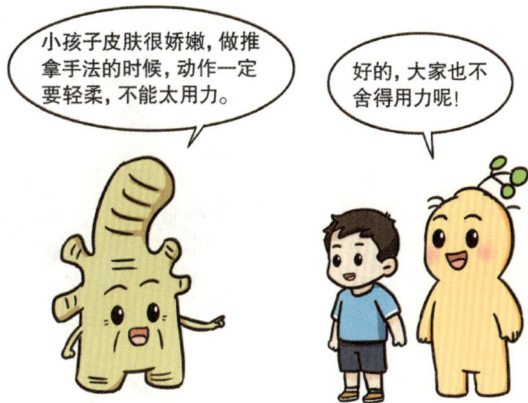

必要时可以涂抹一些润滑剂来润滑皮肤。

小儿推拿操作简便，十分安全，即使不用药物，也能起到治病保健的效果。

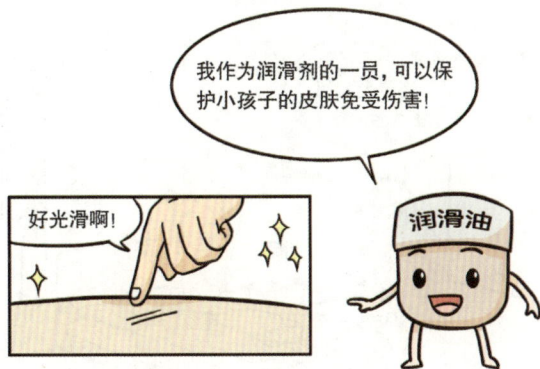

小儿推拿

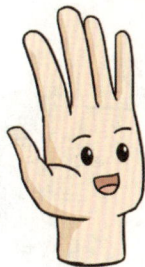

简单

便捷

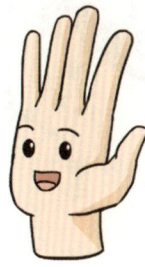

便宜

有效

于是逐渐得到了大家的认可与推崇。

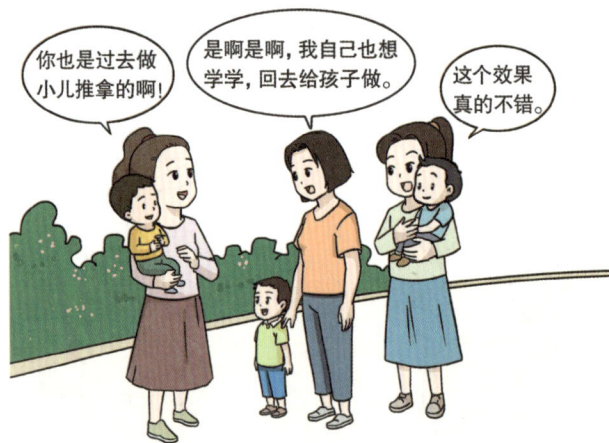

你也是过去做小儿推拿的啊!

是啊是啊,我自己也想学学,回去给孩子做。

这个效果真的不错。

如今的小儿推拿疗法凭借着自身的优势,深受国内外家长的欢迎。

不过小孩子处于生长发育期,病情变化比较快,一旦发现急病重病一定要及时到医院就诊!

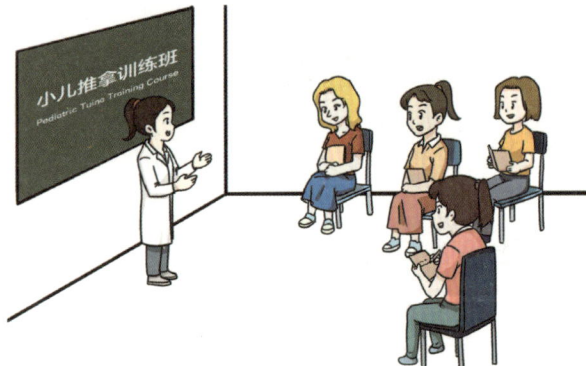

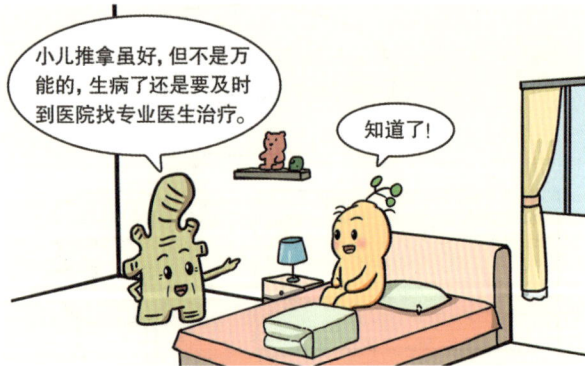

小儿推拿虽好,但不是万能的,生病了还是要及时到医院找专业医生治疗。

知道了!

第三节 学几招推拿方法

一大早，人参娃的卧室里就传来"哎呦"的叫声。

原来是人参娃早上醒来后发现自己落枕了。

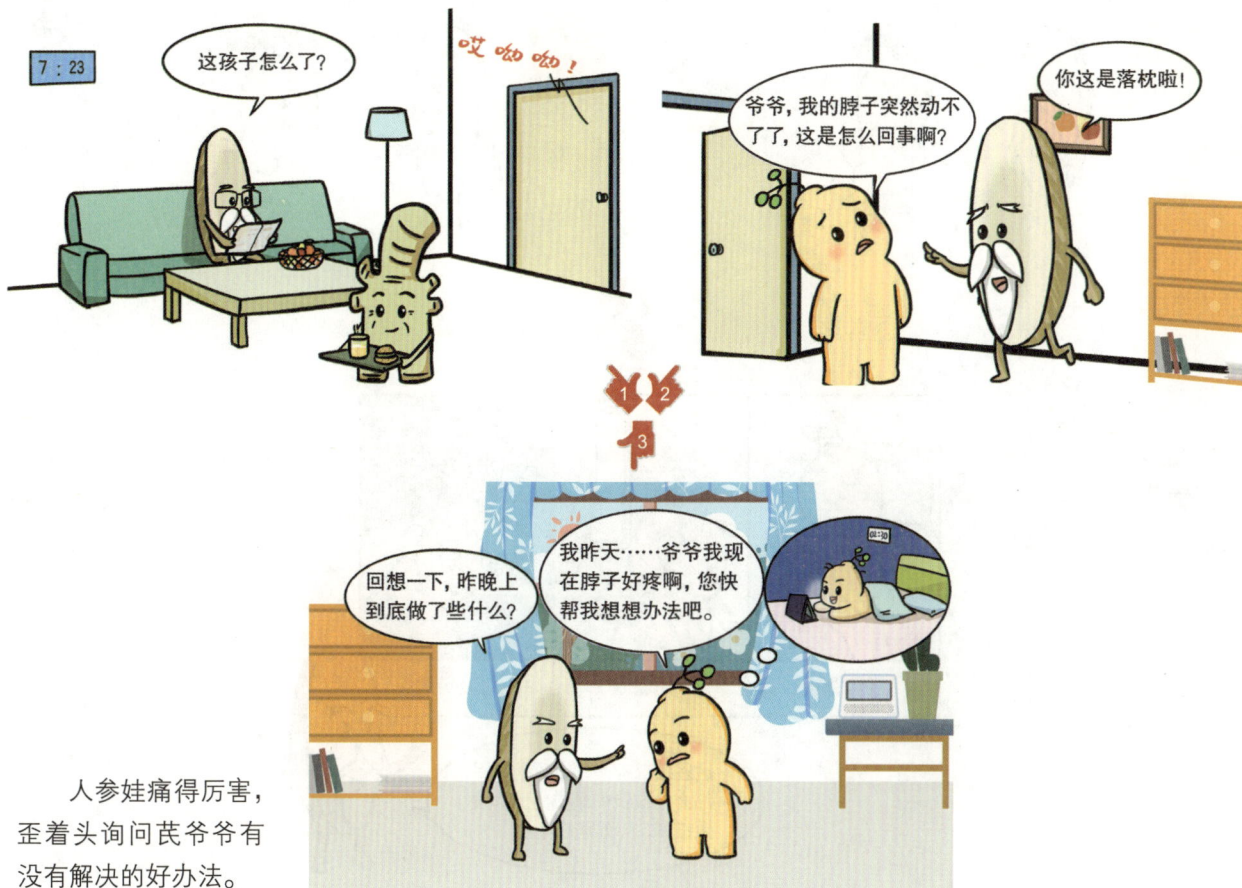

人参娃痛得厉害，歪着头询问芪爷爷有没有解决的好办法。

芪爷爷告诉他有一个小妙招——推拿。

在治疗前,我们需要明白落枕的原因是什么。

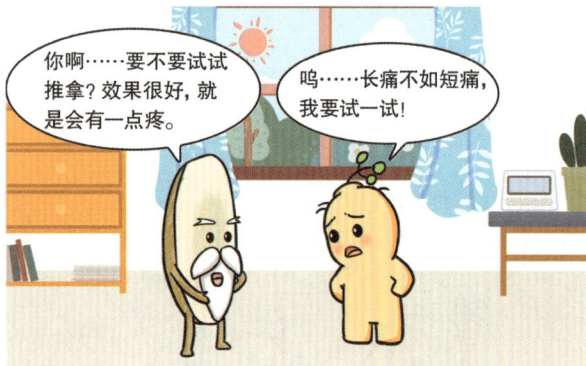

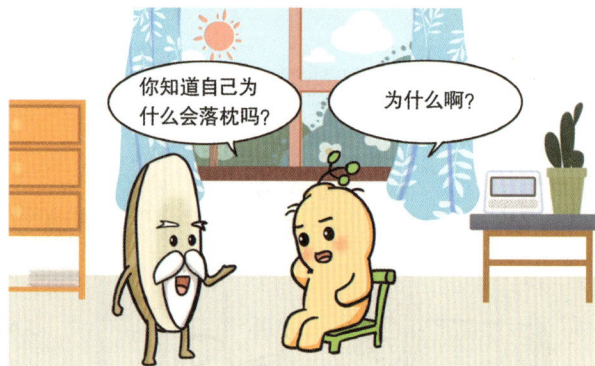

你啊……要不要试试推拿?效果很好,就是会有一点疼。

呜……长痛不如短痛,我要试一试!

你知道自己为什么会落枕吗?

为什么啊?

落枕常见的原因有姿势错误、受寒、劳累等。

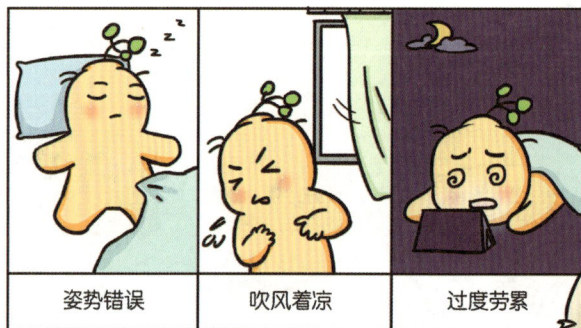

姿势错误	吹风着凉	过度劳累

这些情况都是很常见的原因,都会导致我们颈部的肌肉发生痉挛,从而导致落枕。

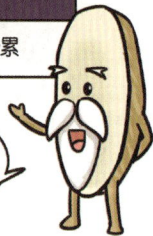

推拿能够很好地使痉挛的肌肉放松，从而缓解疼痛，治愈疾病。

那么有哪些推拿手法能够应对落枕呢？

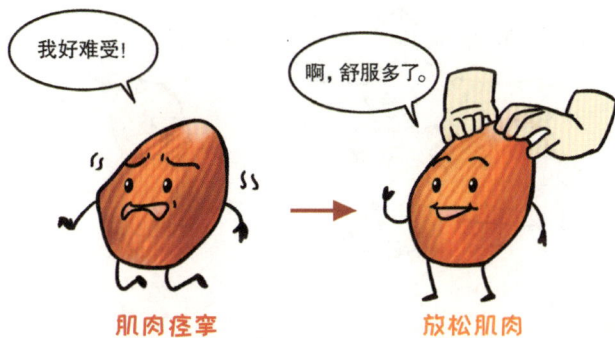

肌肉痉挛 → 放松肌肉

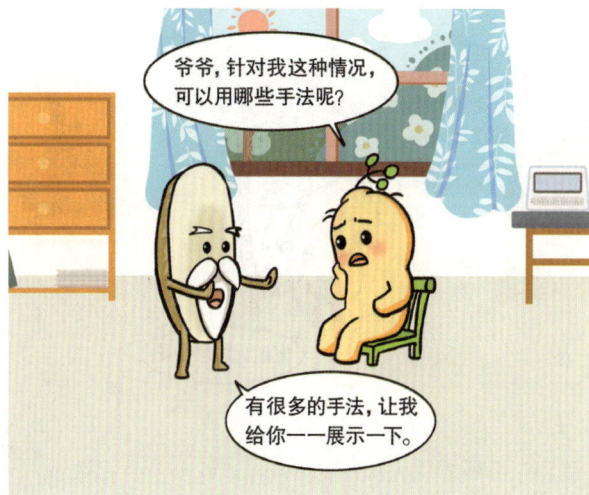

擦法、点按法、拿法都适用于落枕。

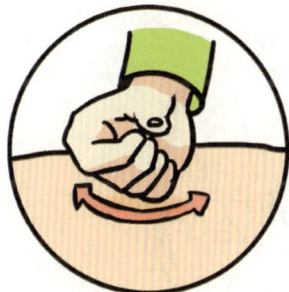

擦法

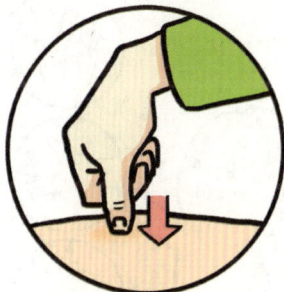

点按法

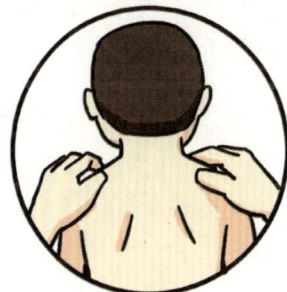

拿法

需要注意的是，做这些手法时动作都需要轻柔和缓。

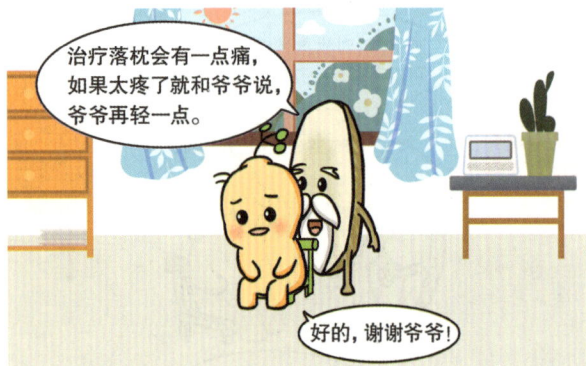

这些手法不仅可以治疗落枕，平时的肩颈酸痛都可以用得上。

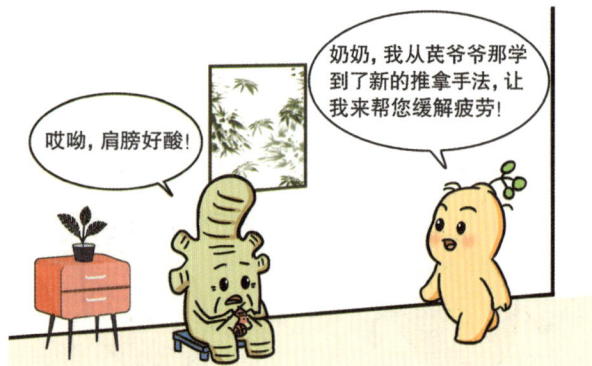

治疗落枕会有一点痛，如果太疼了就和爷爷说，爷爷再轻一点。

好的，谢谢爷爷!

哎呦，肩膀好酸!

奶奶，我从芪爷爷那学到了新的推拿手法，让我来帮您缓解疲劳!

除了专业手法以外，我们还可以配合特定的穴位，加强治疗效果。

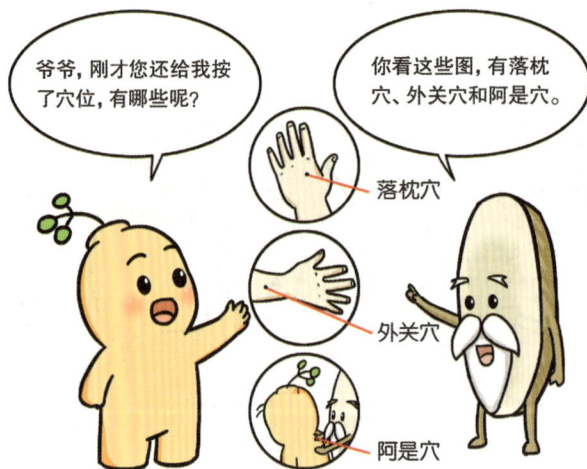

爷爷，刚才您还给我按了穴位，有哪些呢?

你看这些图，有落枕穴、外关穴和阿是穴。

落枕穴

外关穴

阿是穴

在学习后，我们可以为奔波劳累的长辈们展示一下手法，缓解他们的疲劳。

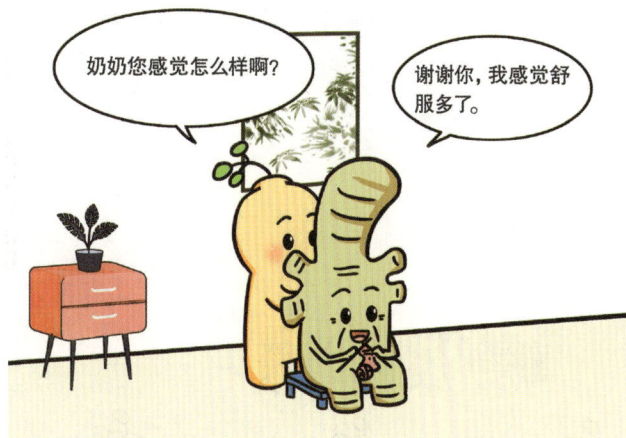

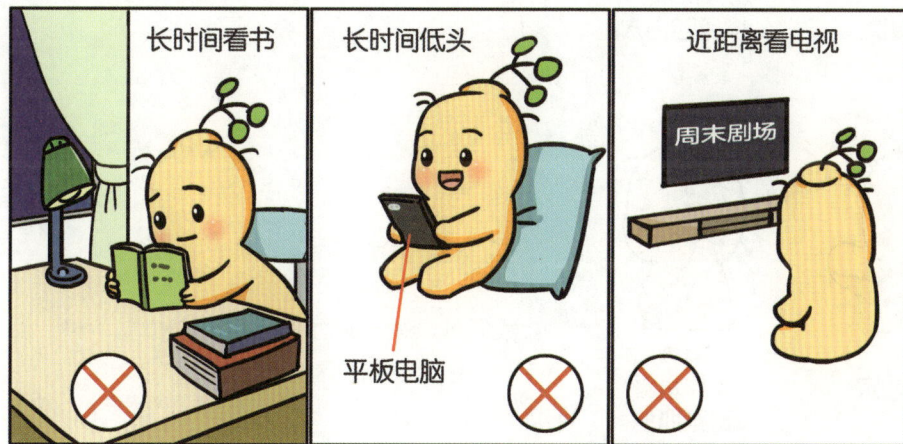

奶奶您感觉怎么样啊？

谢谢你，我感觉舒服多了。

长时间看书

长时间低头

近距离看电视

周末剧场

平板电脑

在日常生活中，很多时候会出现脖子酸痛。

这时候出现的问题不仅仅是脖子，还常常伴有眼睛的酸胀。

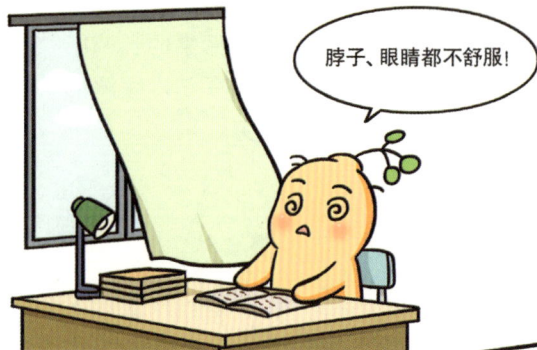

脖子、眼睛都不舒服！

眼保健操

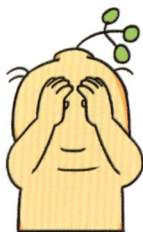

第一节
按揉攒竹穴

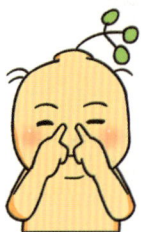

第二节
按压睛明穴

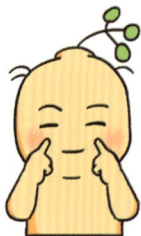

第三节
按揉四白穴

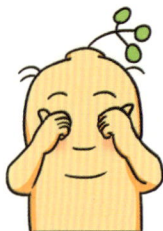

第四节
按揉太阳穴

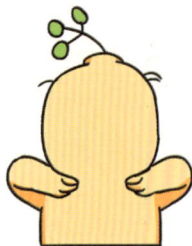

第五节
按揉风池穴

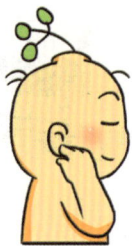

第六节
揉捏耳垂
脚趾抓地

我们可以做一些面部的推拿小手法，眼保健操就是一个不错的选择。

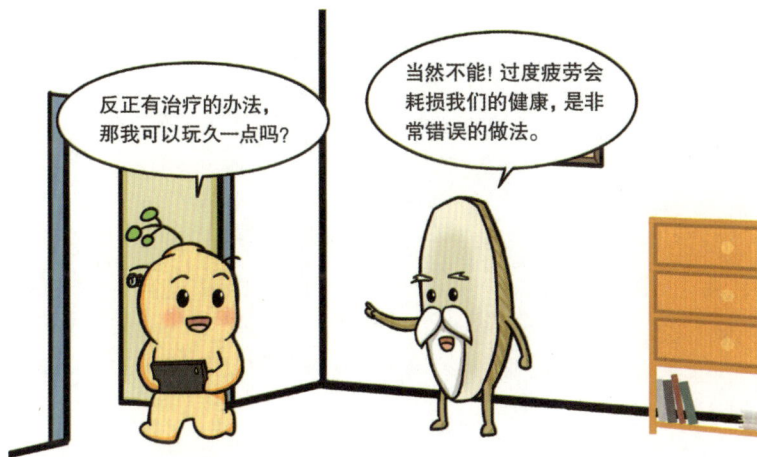

但是这并不代表有了缓解的办法，就可以过度用眼！一定要劳逸结合。

反正有治疗的办法，那我可以玩久一点吗？

当然不能！过度疲劳会耗损我们的健康，是非常错误的做法。

我知道错了，下次再也不敢熬夜看动画片了。

小朋友们可不要学人参娃，疲劳会诱发很多疾病，让我们一起健康生活和学习吧！

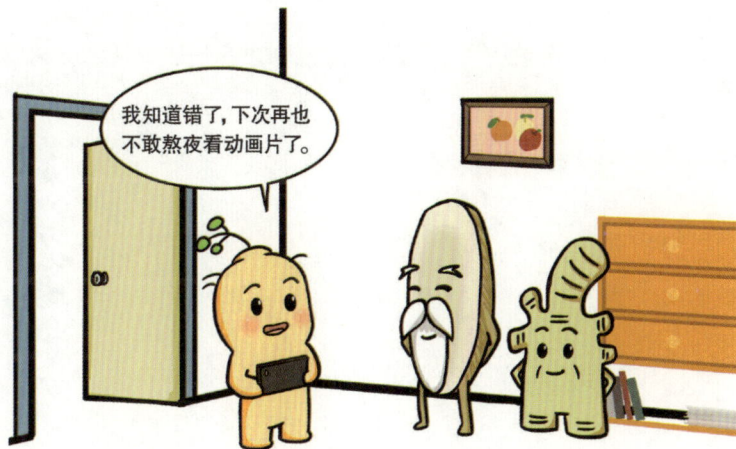

第五章　刮去身体的病痛

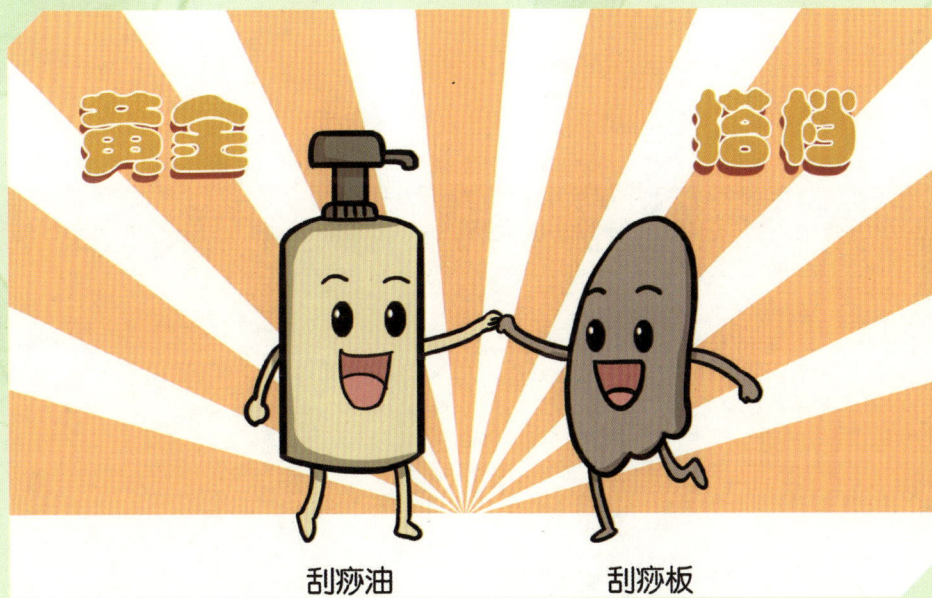

黄金　　搭档

刮痧油　　　　刮痧板

第一节 "痛并快乐着"的刮痧

一个炎热的夏天，人参娃回到家后感到不舒服，有点恶心、头晕。

生姜奶奶赶紧在人参娃两眉之间的印堂穴上捏了几下，没一会儿便看到了红紫色的痧气。

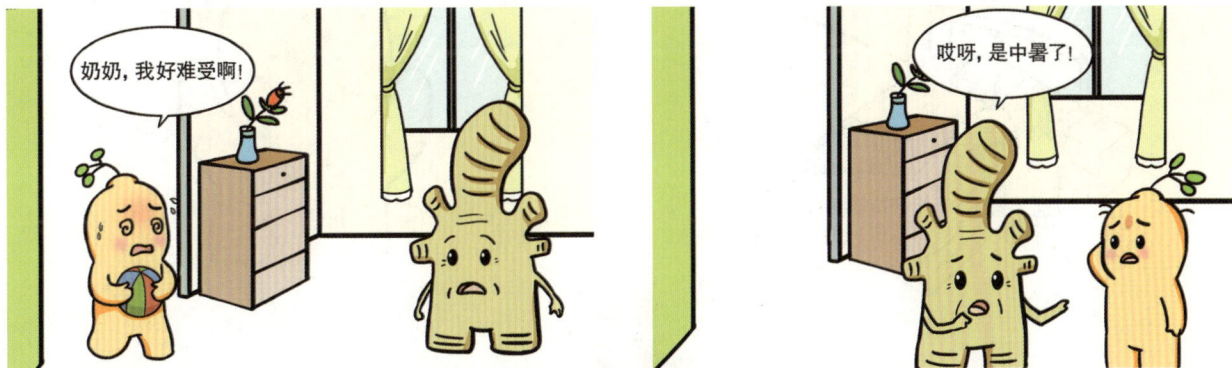

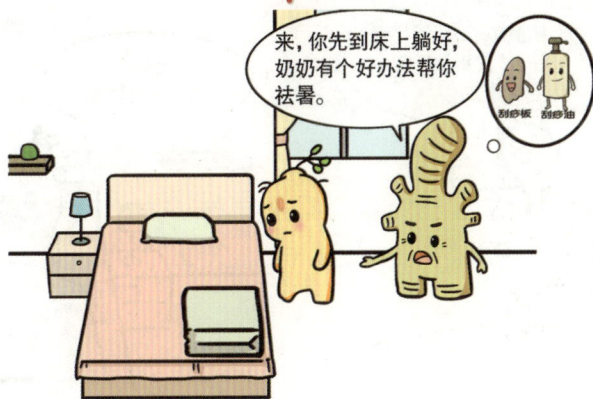

> 奶奶，我好难受啊！

> 哎呀，是中暑了！

> 来，你先到床上躺好，奶奶有个好办法帮你祛暑。

刮痧板 刮痧油

为了更好地缓解病情，生姜奶奶决定用刮痧疗法来帮助他。

生姜奶奶拿来了刮痧板和刮痧油，在人参娃的背部反复刮动。

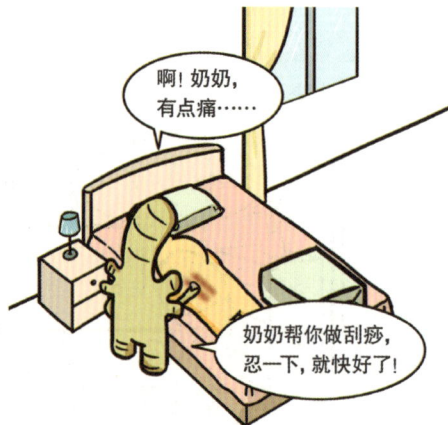

不一会儿，人参娃的背部便出现了几条长长的紫红色的痕迹。

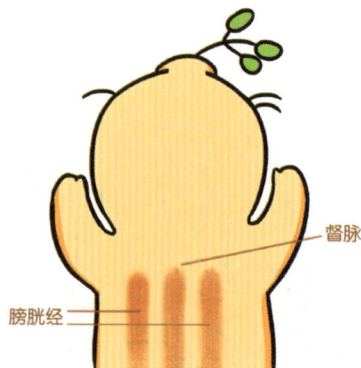

啊！奶奶，有点痛……

奶奶帮你做刮痧，忍一下，就快好了！

督脉

膀胱经

刮完后不久，人参娃就感觉身体轻松了很多。

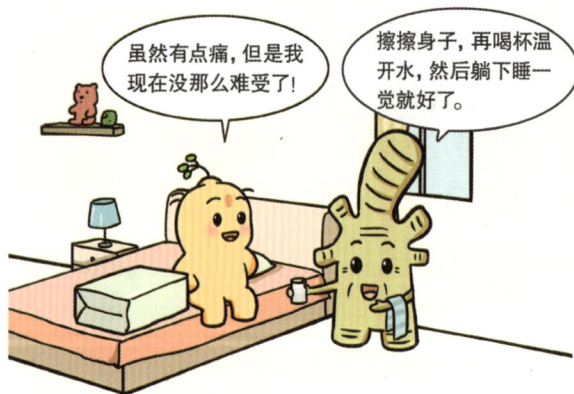

虽然有点痛，但是我现在没那么难受了！

擦擦身子，再喝杯温开水，然后躺下睡一觉就好。

人参娃睡醒之后感觉舒服多了。

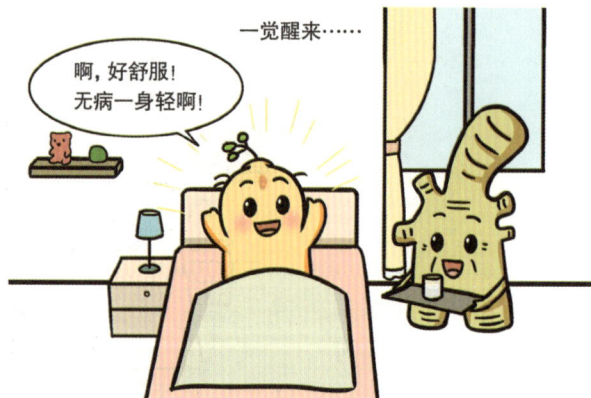

一觉醒来……

啊，好舒服！无病一身轻啊！

但是背上和额头上还是紫红一片，看着这些痕迹，人参娃有点担忧。

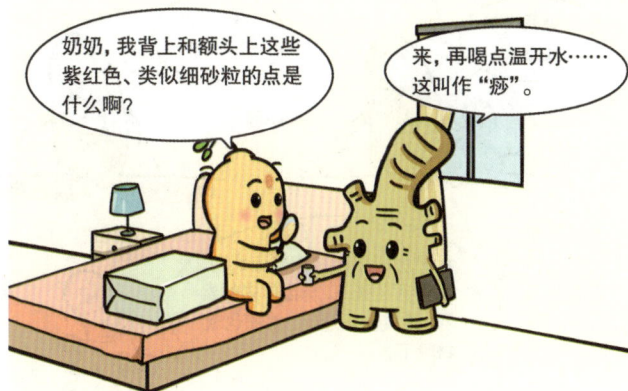

奶奶，我背上和额头上这些紫红色、类似细砂粒的点是什么啊？

来，再喝点温开水……这叫作"痧"。

生姜奶奶慢慢解释道：

我们身体内的经络就像一条条道路，气和血在经络中流动。

血

气

经络

当外界毒邪入侵人体时，气血运行不畅，就容易生病。

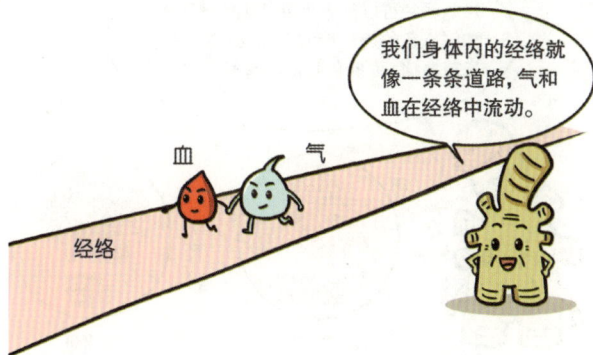

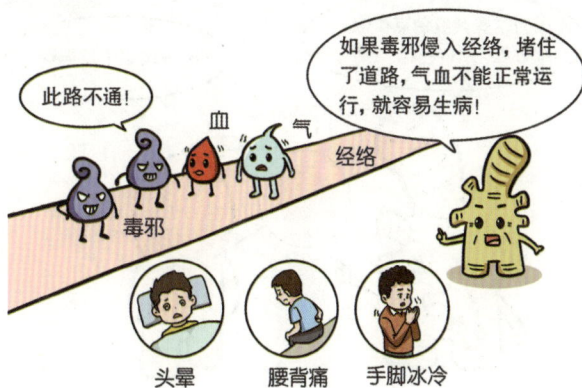

此路不通！

血

气

经络

毒邪

如果毒邪侵入经络，堵住了道路，气血不能正常运行，就容易生病！

头晕　　腰背痛　　手脚冰冷

而刮痧能够帮助我们赶走这些毒邪。

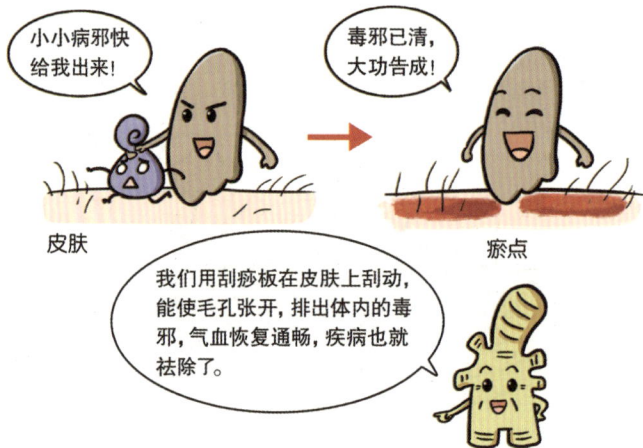

小小病邪快给我出来！

毒邪已清，大功告成！

皮肤

瘀点

我们用刮痧板在皮肤上刮动，能使毛孔张开，排出体内的毒邪，气血恢复通畅，疾病也就祛除了。

这些外排的毒邪形成一个个或紫或红的细砂状的点，这就叫作"痧"。

痧点的颜色可以反映病情呢！

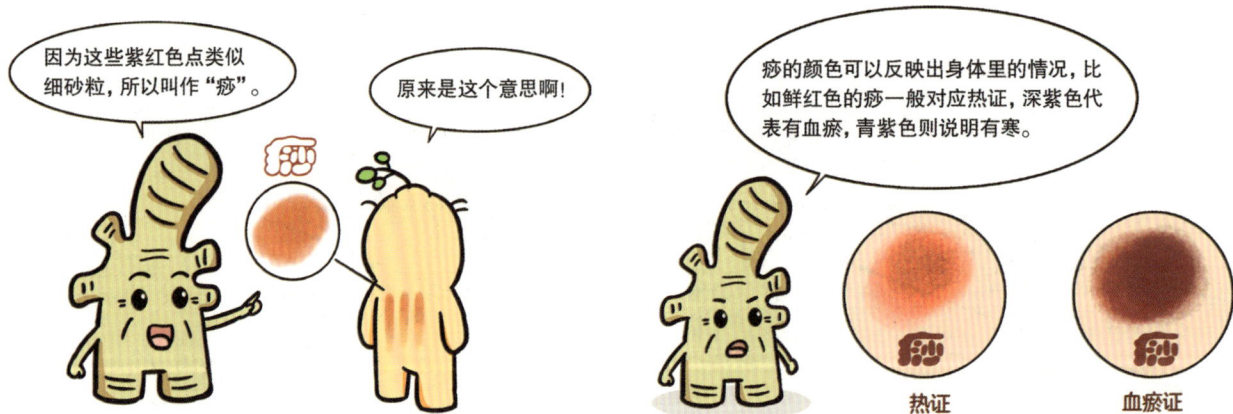

因为这些紫红色点类似细砂粒，所以叫作"痧"。

原来是这个意思啊！

痧的颜色可以反映出身体里的情况，比如鲜红色的痧一般对应热证，深紫色代表有血瘀，青紫色则说明有寒。

热证

血瘀证

不用担心这难看的痧点会一直留在那里，只要注意保持皮肤清洁，痧过几天就会自行消散啦。

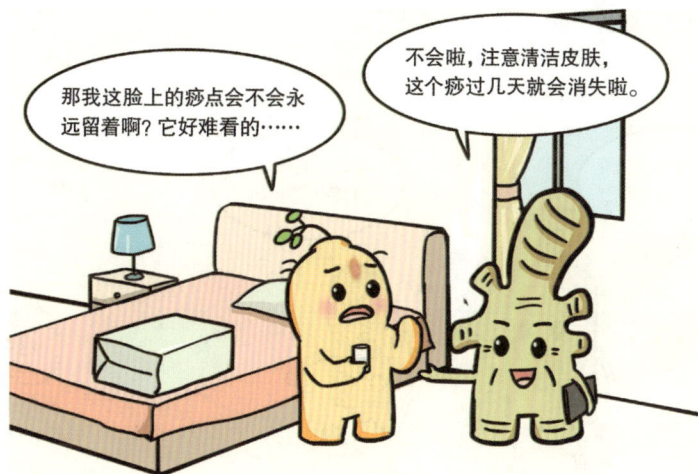

那我这脸上的痧点会不会永远留着啊？它好难看的……

不会啦，注意清洁皮肤，这个痧过几天就会消失啦。

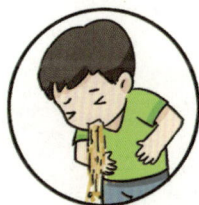

呕吐

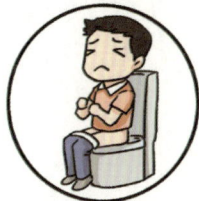

便秘

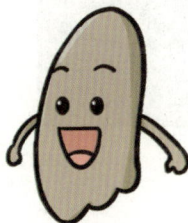

刮痧板

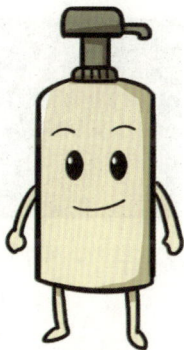

刮痧油

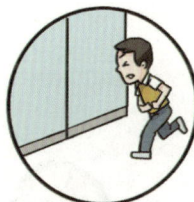

腹泻

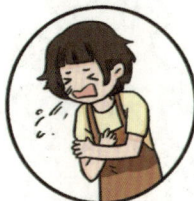

感冒

另外，刮痧除了能够治疗感冒，还能治疗很多其他疾病，比如呕吐、便秘、腹泻、感冒等。

刮痧板和刮痧油是刮痧的必需品。

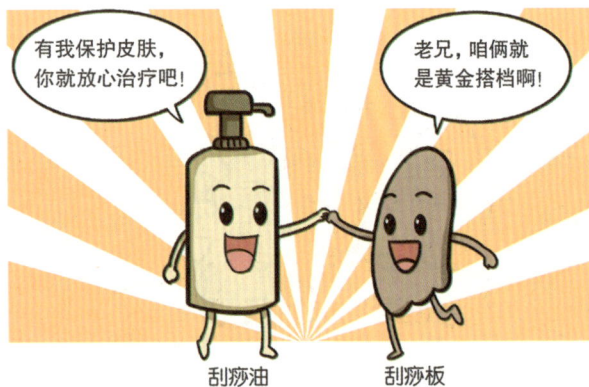

而在条件限制的情况下，也可以用其他东西代替它们。

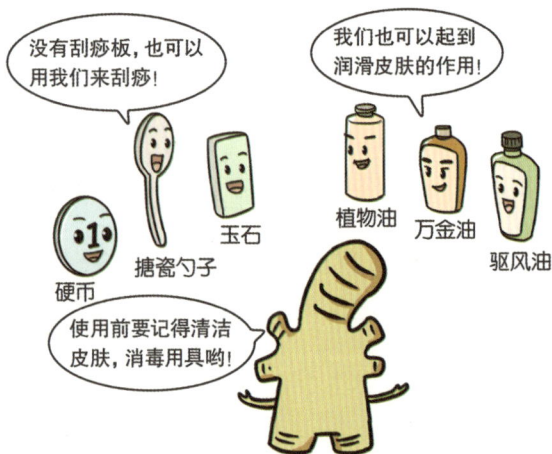

有我保护皮肤，你就放心治疗吧！

老兄，咱俩就是黄金搭档啊！

刮痧油

刮痧板

没有刮痧板，也可以用我们来刮痧！

我们也可以起到润滑皮肤的作用！

硬币

搪瓷勺子

玉石

植物油

万金油

驱风油

使用前要记得清洁皮肤，消毒用具哟！

刮痧不是人人适用！

不过需要注意的是，刮痧并非每一个人都适用！

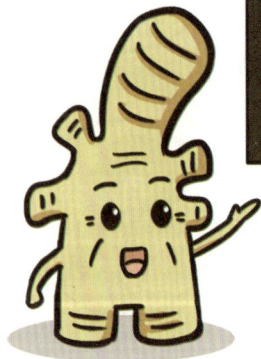

如果我们需要刮痧的部位有伤口、肿块、皮肤病等，是不可以随便刮痧的。

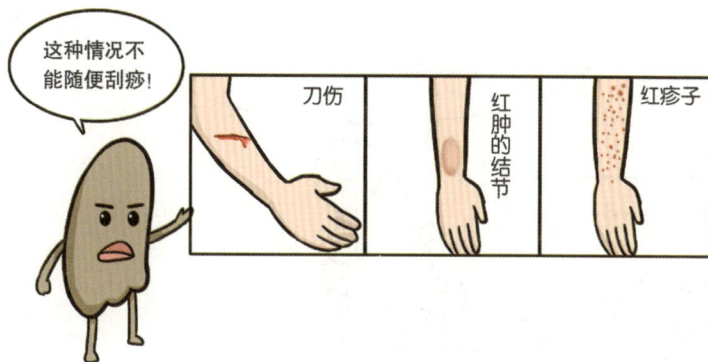

这种情况不能随便刮痧！

刀伤

红肿的结节

红疹子

在很饿或者很饱的情况下，也不适合刮痧。

孕妇的腹部、腰骶部禁止刮痧，否则容易伤害到肚子中的小宝宝。

不宜刮痧

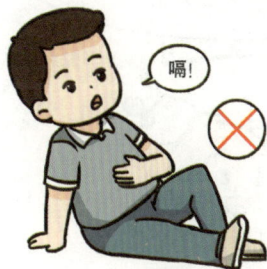

嗝！

过饱

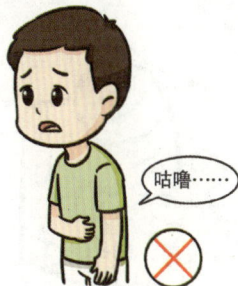

咕噜……

过饥

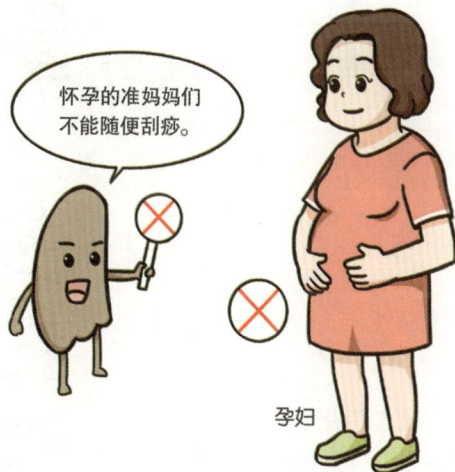

怀孕的准妈妈们不能随便刮痧。

孕妇

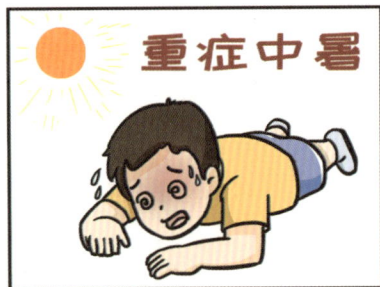

见到危急的情况，一定要及时拨打120急救电话，不要自己处理！

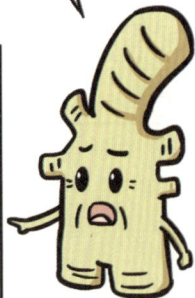

另外，如果有其他严重的疾病，一定要及时寻求医生的帮助。

重症中暑

刮完痧应注意保暖，多喝点温开水促排毒！

看来这让人"痛并快乐着"的刮痧虽然看起来简便，但其实蕴含着很多学问的嘛！

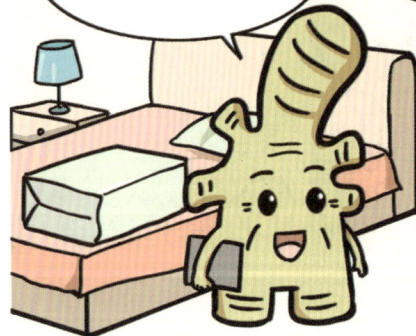

刮痧后还要记得多喝一些温开水，促进毒邪排出哟！

第二节　刮痧小妙招

盛夏这天，人参娃和枣妹妹一起到芪爷爷的医馆学习。

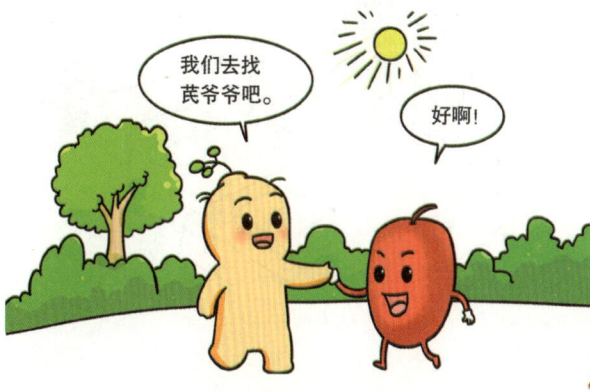

进门时正好看见芪爷爷在为患者治疗。

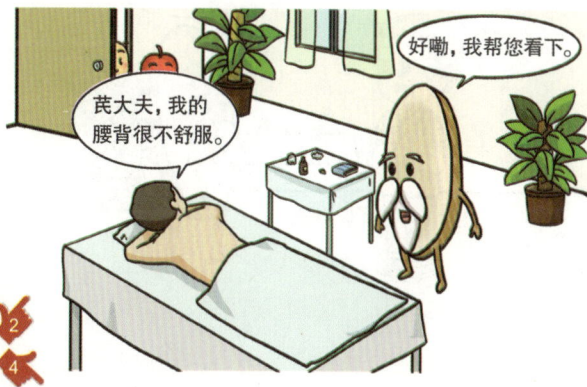

走进一瞧，原来芪爷爷正准备帮患者刮痧。

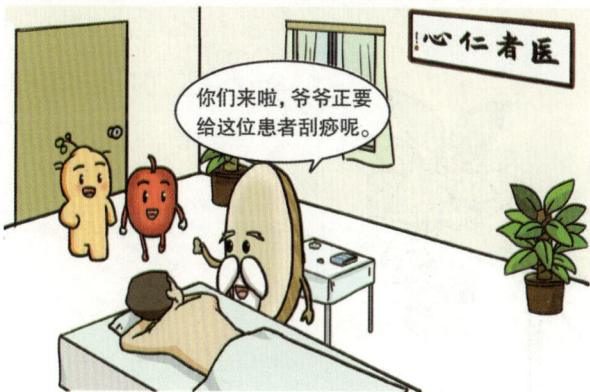

芪爷爷一边做治疗一边给他们解释起来。

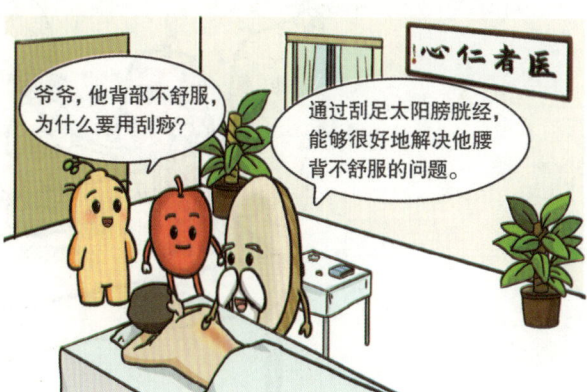

刮痧简单方便，见效快而且安全，非常适合大家日常使用。

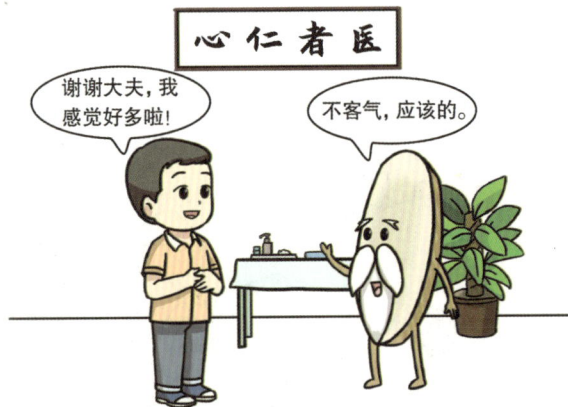

让我们来学一学简单又实用的刮痧疗法吧！

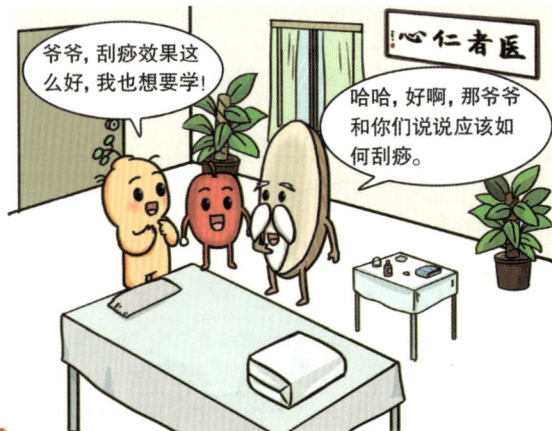

心仁者医

谢谢大夫，我感觉好多啦！

不客气，应该的。

爷爷，刮痧效果这么好，我也想要学！

哈哈，好啊，那爷爷和你们说说应该如何刮痧。

心仁者医

首先，刮痧需要准备些什么呢？

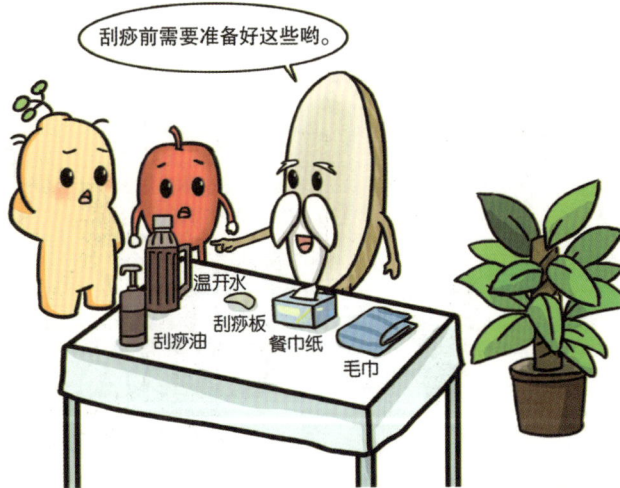

刮痧前需要准备好这些哟。

温开水

刮痧板

刮痧油　　餐巾纸

毛巾

108

其中刮痧工具的选择多种多样，并不局限于刮痧板和刮痧油。

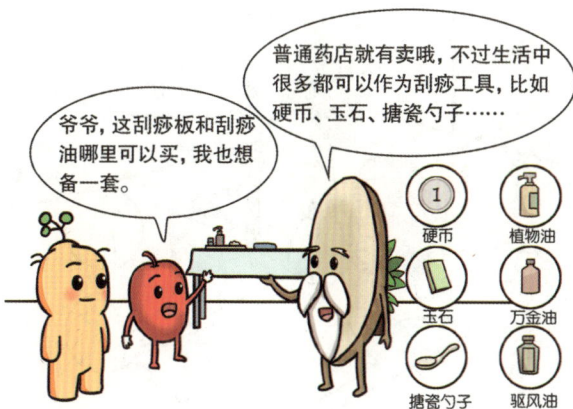

准备好材料，接下来就到了我们施展技术的环节啦！

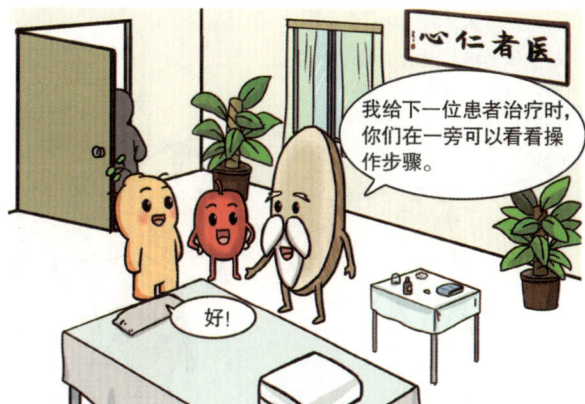

爷爷，这刮痧板和刮痧油哪里可以买，我也想备一套。

普通药店就有卖哦，不过生活中很多都可以作为刮痧工具，比如硬币、玉石、搪瓷勺子……

硬币　植物油
玉石　万金油
搪瓷勺子　驱风油

心仁者医

我给下一位患者治疗时，你们在一旁可以看看操作步骤。

好！

我们将需要刮痧的部位充分暴露出来，并将刮痧油均匀地涂抹上去。

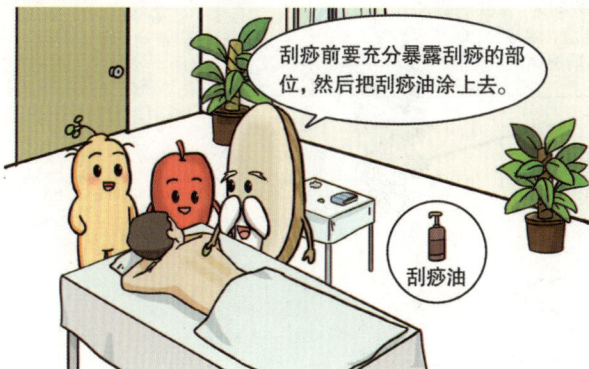

抹完刮痧油后就可以刮痧了，刮痧的力度也是有讲究的。

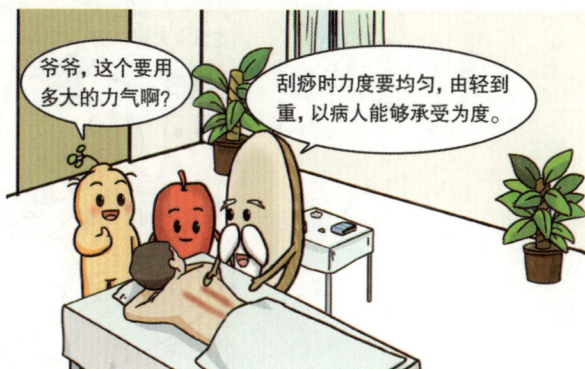

刮痧前要充分暴露刮痧的部位，然后把刮痧油涂上去。

刮痧油

爷爷，这个要用多大的力气啊？

刮痧时力度要均匀，由轻到重，以病人能够承受为度。

根据不同的患者采用不同的力度。

对于不同的部位，刮痧的力度也有不同。

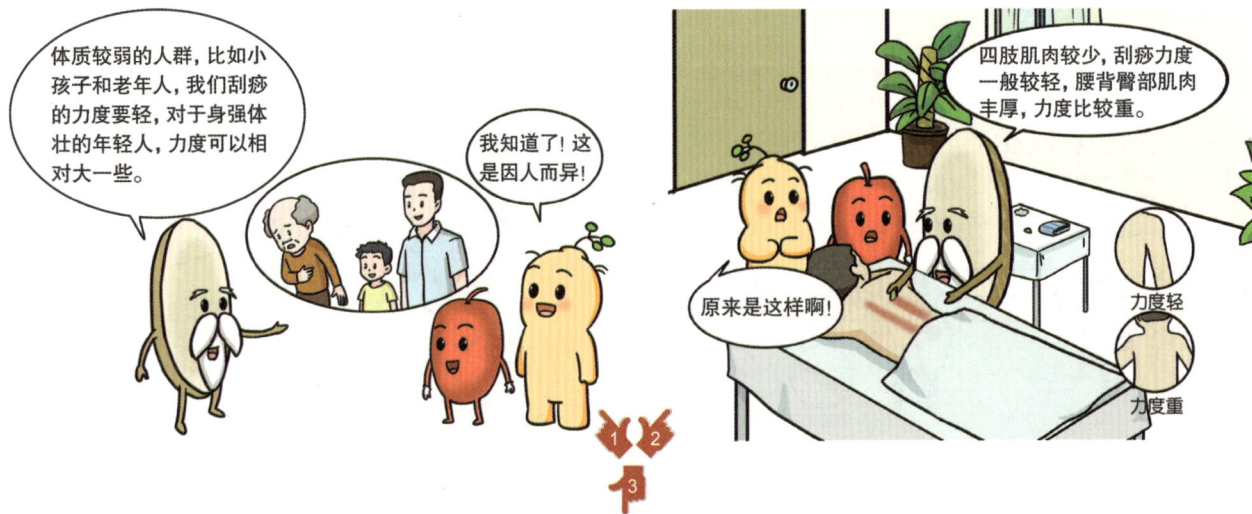

体质较弱的人群，比如小孩子和老年人，我们刮痧的力度要轻，对于身强体壮的年轻人，力度可以相对大一些。

我知道了！这是因人而异！

四肢肌肉较少，刮痧力度一般较轻，腰背臀部肌肉丰厚，力度比较重。

原来是这样啊！

力度轻

力度重

1 2
3

除此以外，我们还需要注意刮痧的方向。

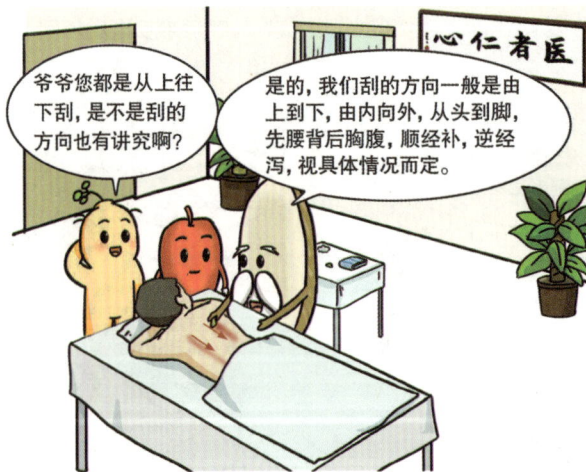

爷爷您都是从上往下刮，是不是刮的方向也有讲究啊？

是的，我们刮的方向一般是由上到下，由内向外，从头到脚，先腰背后胸腹，顺经补，逆经泻，视具体情况而定。

心仁者医

刮痧结束后，要用纸巾或者毛巾把刮痧部位擦干净，让患者穿好衣服，避免着凉。

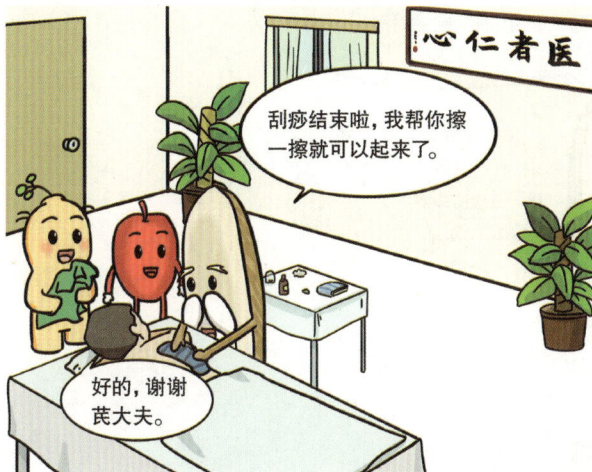

心仁者医

刮痧结束啦，我帮你擦一擦就可以起来了。

好的，谢谢芪大夫。

这些都做完了就可以收工了吗？不是的。

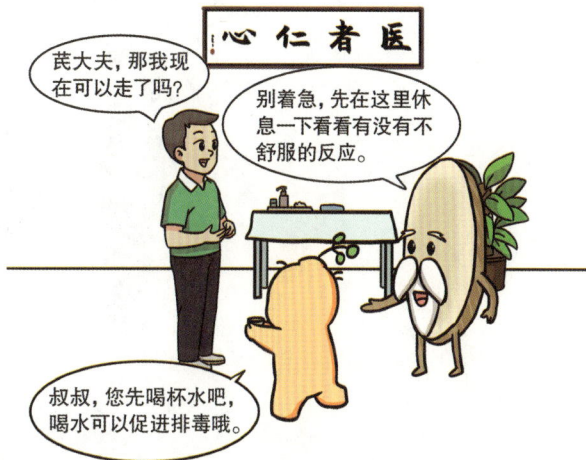

心仁者医

芪大夫，那我现在可以走了吗？

别着急，先在这里休息一下看看有没有不舒服的反应。

叔叔，您先喝杯水吧，喝水可以促进排毒哦。

1 2
3

刮痧后局部会出现轻微痛痒的感觉及小小的出血点，这些都是正常的现象。

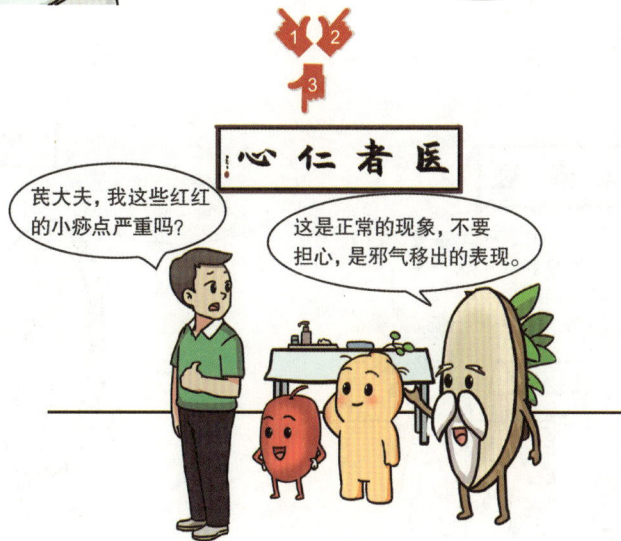

心仁者医

芪大夫，我这些红红的小痧点严重吗？

这是正常的现象，不要担心，是邪气移出的表现。

111

需要注意的是，刮痧结束后要避免立刻洗澡和吹风淋雨。

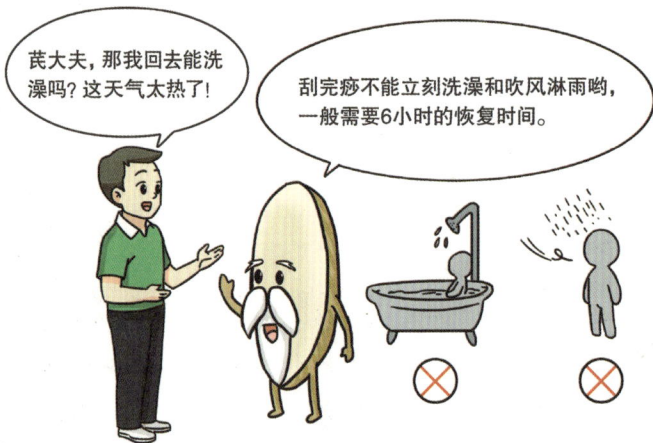

芪大夫，那我回去能洗澡吗？这天气太热了！

刮完痧不能立刻洗澡和吹风淋雨哟，一般需要6小时的恢复时间。

如果想要进行第 2 次刮痧，需要间隔 3 ~ 6 天。

大家都掌握了刮痧这一实用技能了吗？

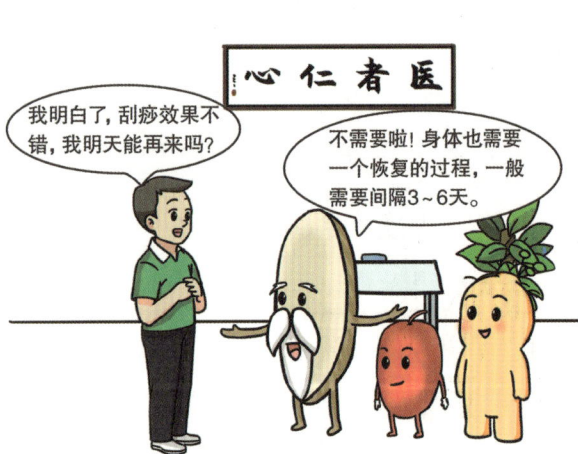

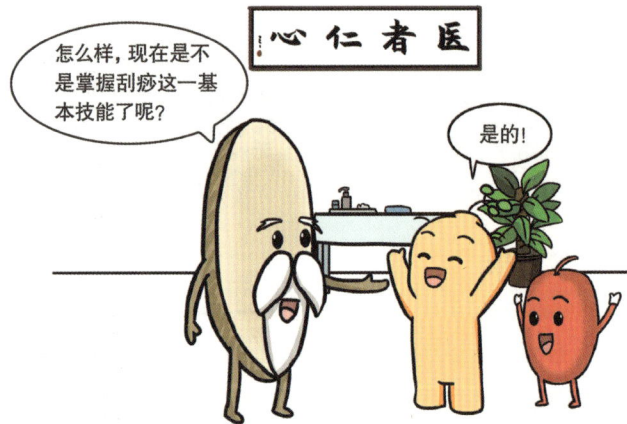

我明白了，刮痧效果不错，我明天能再来吗？

不需要啦！身体也需要一个恢复的过程，一般需要间隔3~6天。

心仁者医

怎么样，现在是不是掌握刮痧这一基本技能了呢？

是的！

心仁者医

第六章　小罐子，大用途

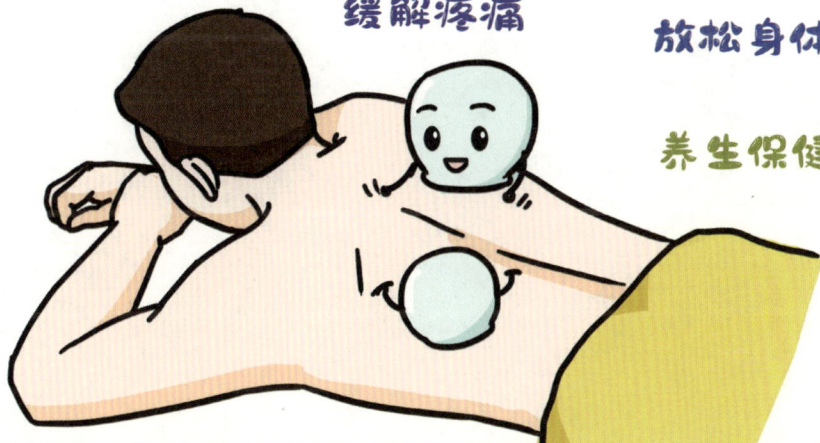

活血化瘀　解表除湿　缓解疼痛　放松身体　养生保健

第一节　拔罐的起源和发展

人参娃和小淘杞在看电视，上面正播放着他们喜欢的体育直播频道。

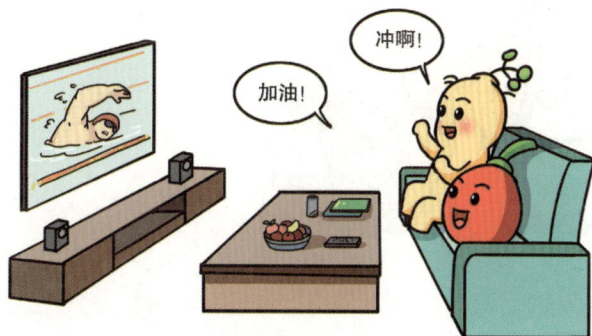

加油!

冲啊!

两人注意到一位运动员肩背上有圆形的红紫色斑块，像是受伤后皮肤瘀青的样子。

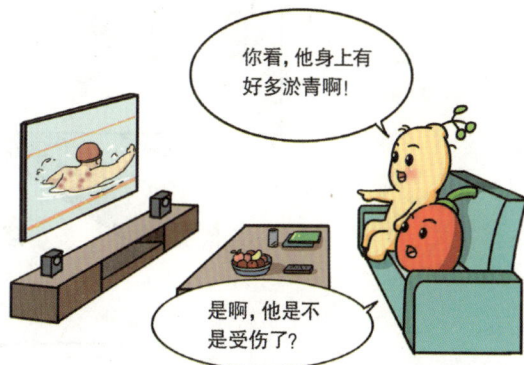

你看,他身上有好多瘀青啊!

是啊,他是不是受伤了?

芪爷爷听到了他们的对话，笑着出来解释。

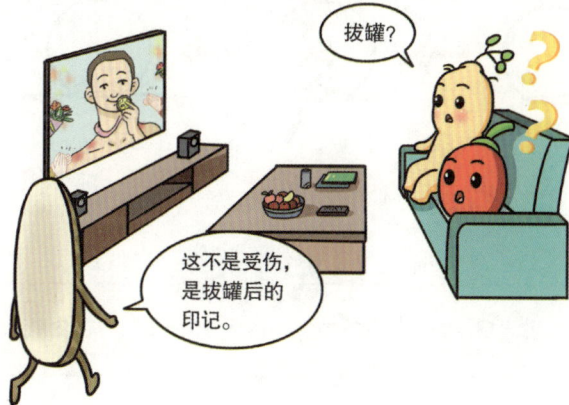

拔罐?

这不是受伤,是拔罐后的印记。

借此机会，芪爷爷便向他们科普关于拔罐的知识。

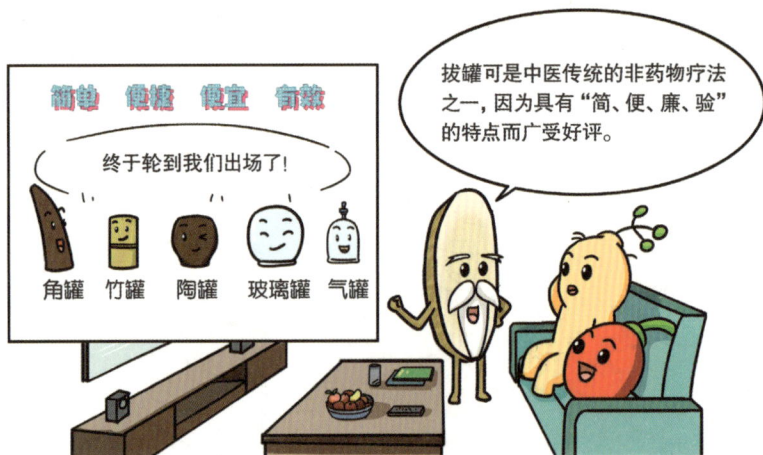

简单　便捷　便宜　有效

终于轮到我们出场了！

角罐　竹罐　陶罐　玻璃罐　气罐

拔罐可是中医传统的非药物疗法之一，因为具有"简、便、廉、验"的特点而广受好评。

拔罐是以"罐"为工具，利用燃火、抽气等手段使得罐吸附在人的皮肤上，以达到通经活络、消肿止痛等作用的疗法。

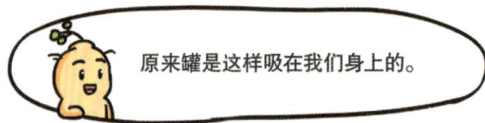

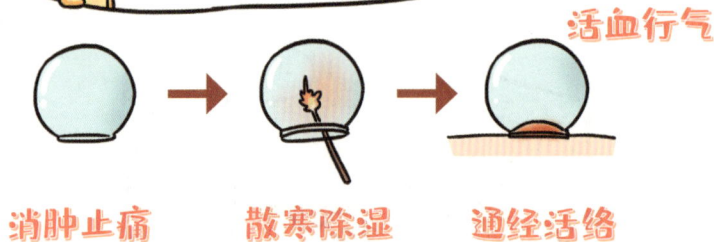

原来罐是这样吸在我们身上的。

活血行气

消肿止痛　　散寒除湿　　通经活络

拔火罐原理

燃烧罐内的空气使罐内的气压下降，便于吸附在皮肤上。

拔罐疗法最早出现在春秋战国时期，家族的始祖被称为"角罐"。

在晋代，角法与针法配合，在针刺病变部位后，可以吸出其中的脓血。

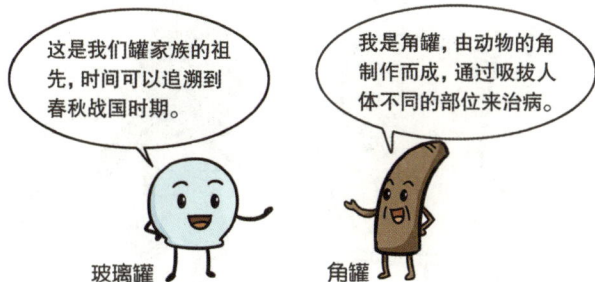

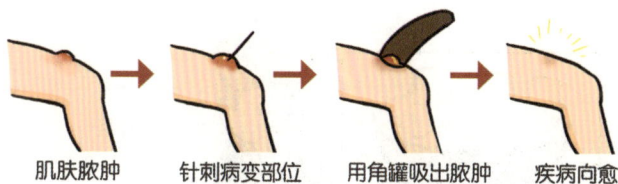

这是我们罐家族的祖先，时间可以追溯到春秋战国时期。

我是角罐，由动物的角制作而成，通过吸拔人体不同的部位来治病。

玻璃罐

角罐

肌肤脓肿 → 针刺病变部位 → 用角罐吸出脓肿 → 疾病向愈

后来角罐又演化成了竹罐，因为取材方便、容易制作，竹罐逐步取代了角罐。

竹罐有大有小，这样便能根据病变部位选用大小合适的工具。

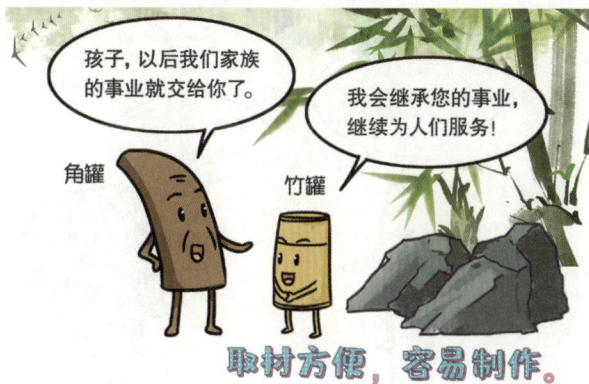

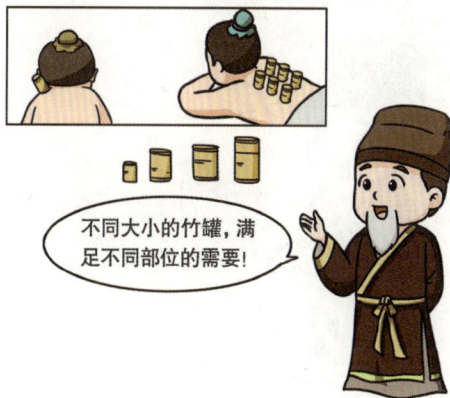

孩子，以后我们家族的事业就交给你了。

我会继承您的事业，继续为人们服务！

角罐

竹罐

取材方便，容易制作。

不同大小的竹罐，满足不同部位的需要！

使用时把竹罐放在沸水中煮，使罐内的空气排出。

也可以把沸水换成中药汤剂，这样就可以获得中药的帮助，增强疏通经络、祛除病邪的能力。

竹罐被放入水中煮过后，就能吸住皮肤，将里面的脓液、瘀血等吸出来。

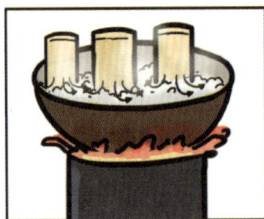

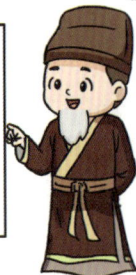

强强联手

祛除病邪

疏通经络

药汤

竹罐

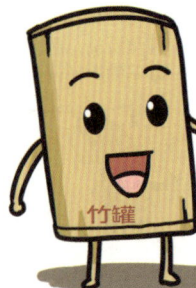

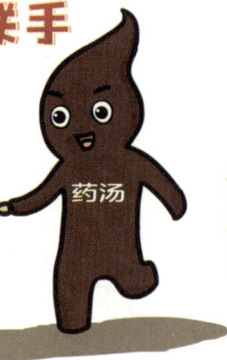

可是使用久了，人们又渐渐发现竹罐吸附力有限，放久了还容易开裂漏气。

于是人们又开始寻找新的拔罐材料，家族的父辈——陶罐，便应运而生。

怎么都裂开漏气了？

竹罐

终究抵不过时间的摧残啊。

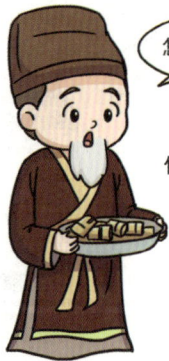

真是长江后浪推前浪，家族事业从今以后就交给你啦。

好的，一定不负所托！

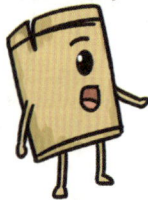

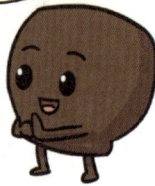

竹罐

陶罐

陶罐的操作方法和现代的玻璃火罐很类似。

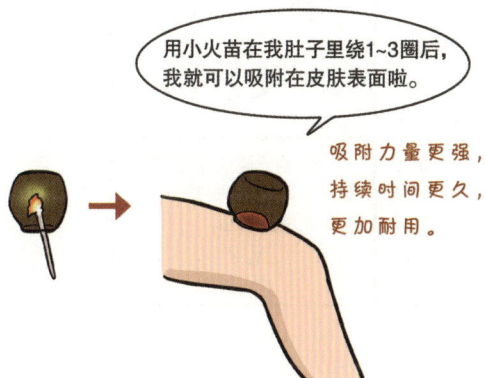

并且经过历代医家的发挥，拔罐疗法已经从单纯的外科拔除脓血，发展到能调治多种内科疾病。

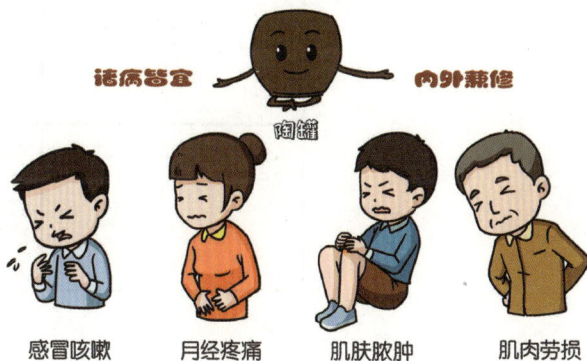

用小火苗在我肚子里绕1~3圈后，我就可以吸附在皮肤表面啦。

吸附力量更强，持续时间更久，更加耐用。

诸病皆宜　内外兼修

陶罐

感冒咳嗽　月经疼痛　肌肤脓肿　肌肉劳损

到了近代，随着新材料玻璃的面世，促成了家族新生代——玻璃罐的诞生。

玻璃罐的优势在于能看到病变部位，随时掌握皮肤瘀血、充血的程度。

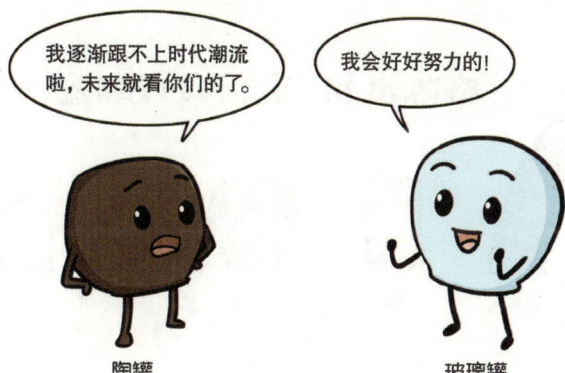

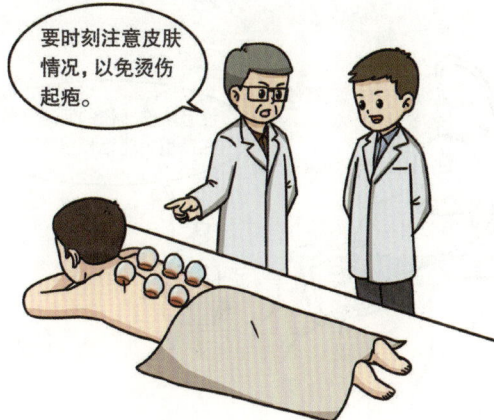

我逐渐跟不上时代潮流啦，未来就看你们的了。

我会好好努力的！

要时刻注意皮肤情况，以免烫伤起疱。

陶罐

玻璃罐

119

还发展出留罐、走罐、闪罐等多种拔罐手法，更加丰富了治疗的内容。

留罐	走罐	闪罐
罐子吸附在皮肤上后，留5~15分钟。	在肌肉丰厚处涂上润滑剂，罐子吸附在皮肤上后，顺着肌肉纹理上下左右推移罐子，至皮肤红润、充血，甚至瘀血时，将罐起下。	将罐子拔上后立即取下，如此反复吸拔多次，至皮肤潮红为止。

最后，介绍一下家族的孙辈——气罐，不用火烧，抽气就可以，使用相对方便安全。

从角罐到气罐，罐子家族不断推陈出新，紧跟时代发展的步伐。

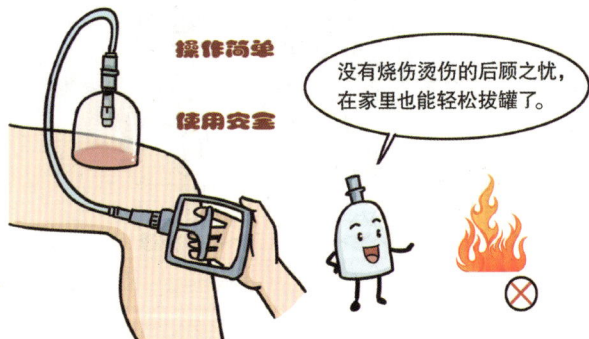

操作简单
使用安全

没有烧伤烫伤的后顾之忧，在家里也能轻松拔罐了。

推陈出新，紧跟时代潮流。

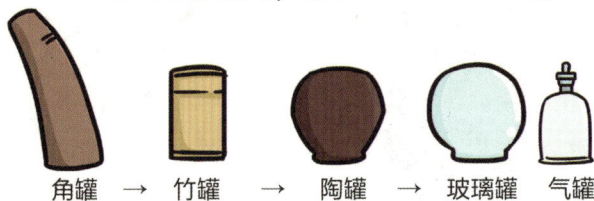

角罐 → 竹罐 → 陶罐 → 玻璃罐 气罐

因此从古至今，拔罐疗法都深受人们的喜爱，甚至吸引了众多外国粉丝。

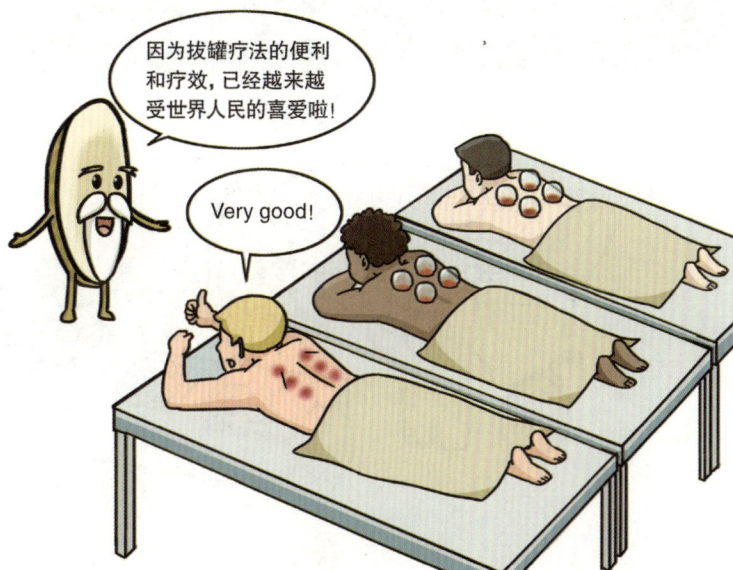

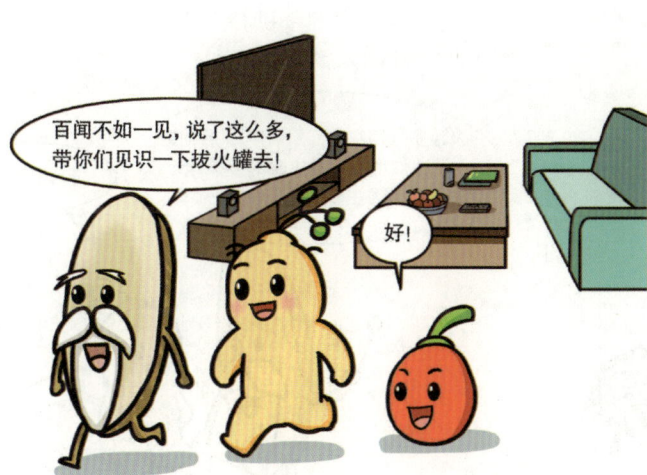

因为拔罐疗法的便利和疗效，已经越来越受世界人民的喜爱啦！

Very good!

百闻不如一见，说了这么多，带你们见识一下拔火罐去！

好!

万众青睐的拔罐疗法，大家是不是都想试一试呢？

第二节　拔罐的神奇作用

人参娃想亲身体验一下拔罐的魅力。

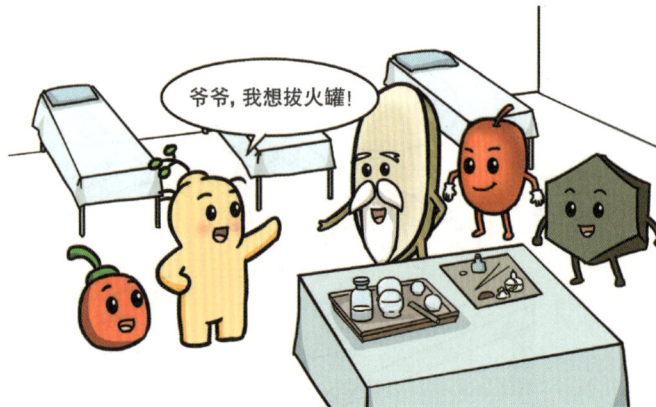

爷爷，我想拔火罐!

芪爷爷便邀请人参娃做模特，给孩子们演示起了拔火罐的操作。

好啊，那你就做我的小模特吧，我先给大家演示一遍。

拔火罐喽!

只见芪爷爷熟练地操作着，一个玻璃罐迅速吸到了人参娃的大腿上。

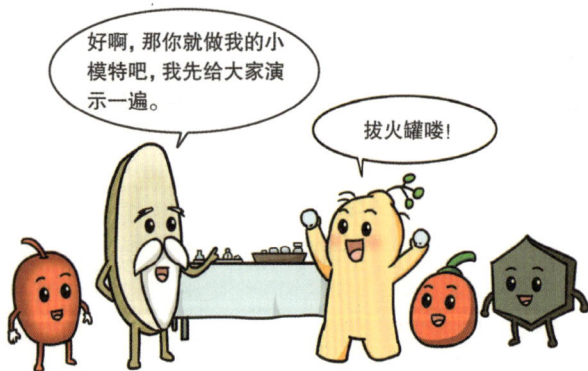

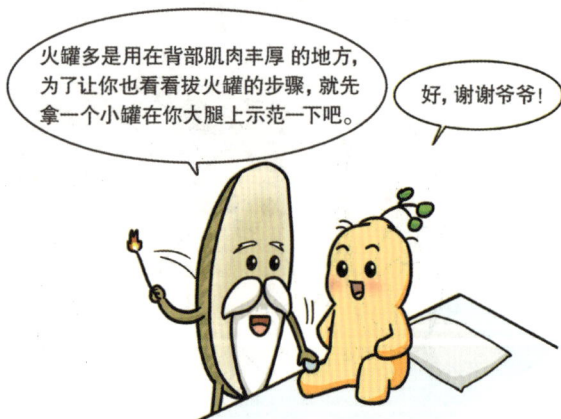

火罐多是用在背部肌肉丰厚 的地方，为了让你看看拔火罐的步骤，就先拿一个小罐在你大腿上示范一下吧。

好，谢谢爷爷!

玻璃罐接触到的皮肤被迅速吸起，变成了一个红彤彤的小圆包。

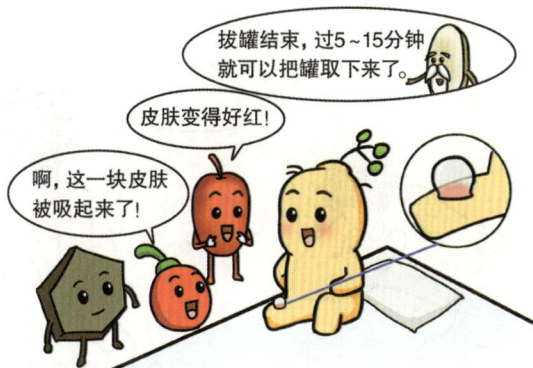

拔罐结束，过5~15分钟就可以把罐取下来了。

皮肤变得好红！

啊，这一块皮肤被吸起来了！

看到孩子们兴致勃勃的样子，芪爷爷便趁热打铁，给孩子们讲起了拔罐的奥妙。

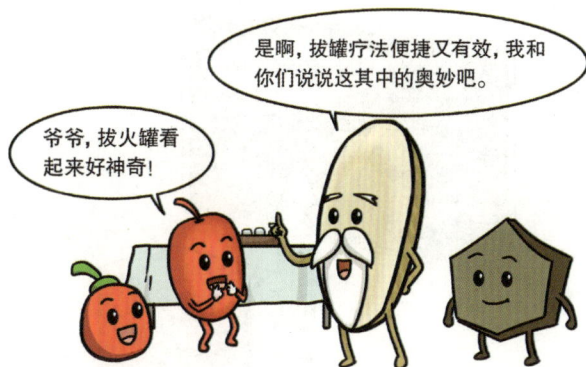

是啊，拔罐疗法便捷又有效，我和你们说说这其中的奥妙吧。

爷爷，拔火罐看起来好神奇！

拔罐疗法的原理在于使罐形成一定的负压，从而可以吸附在皮肤上。

拔火罐的原理

罐内气压＝罐外气压 → 罐中氧气被消耗 罐内气压＜罐外气压 → 迅速将玻璃罐扣到身上 皮肤被吸进罐中

拔罐具有活血化瘀、解表除湿、缓解疼痛的作用，也可放松机体，养生保健。

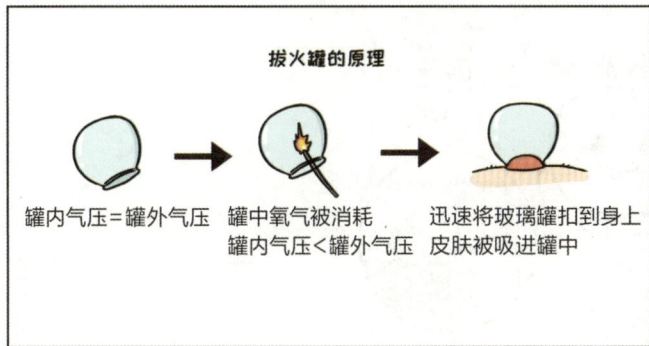

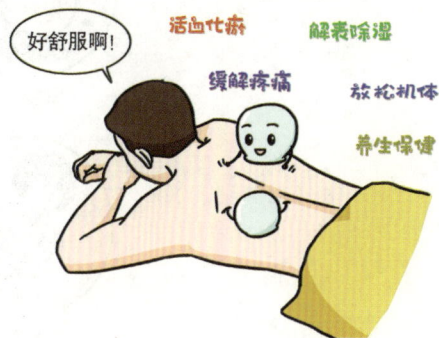

好舒服啊！

活血化瘀 解表除湿 缓解疼痛 放松机体 养生保健

123

比如常见的肩周炎，会出现肩膀疼痛、活动受限，影响日常工作和生活。

这样的肩膀疼痛，就可以使用拔罐治疗，能有效地缓解疼痛。

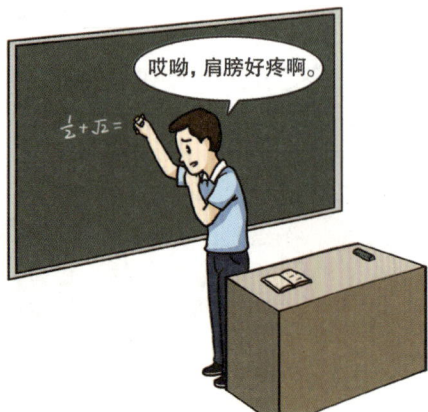

哎呦，肩膀好疼啊。

$\frac{1}{2} + \sqrt{5} =$

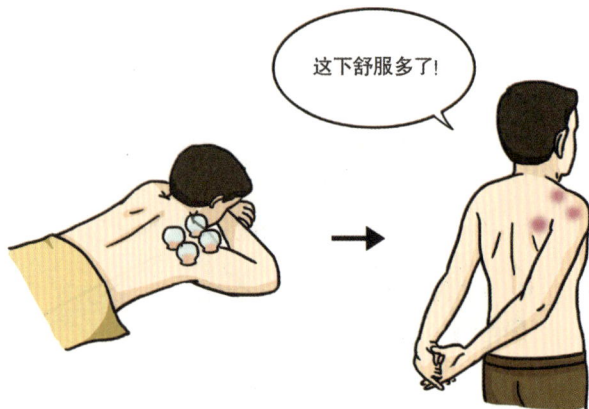

这下舒服多了!

拔罐不单能治疗身体疼痛，对一些内科病证也可以起到治疗作用。

内外兼修

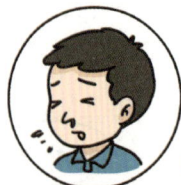

感冒咳嗽

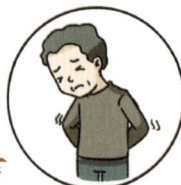

腰肌劳损

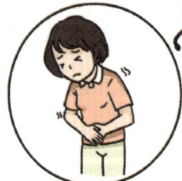

妇科疾病

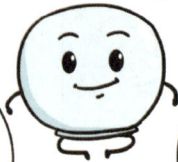

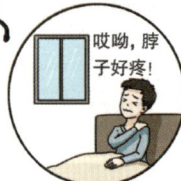

哎呦，脖子好疼!

落枕

配合中药、针灸、刮痧等其他疗法，收效更佳。

那拔罐又是如何发挥这么大作用的呢？

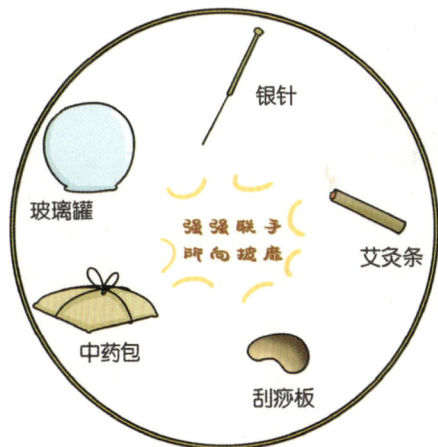

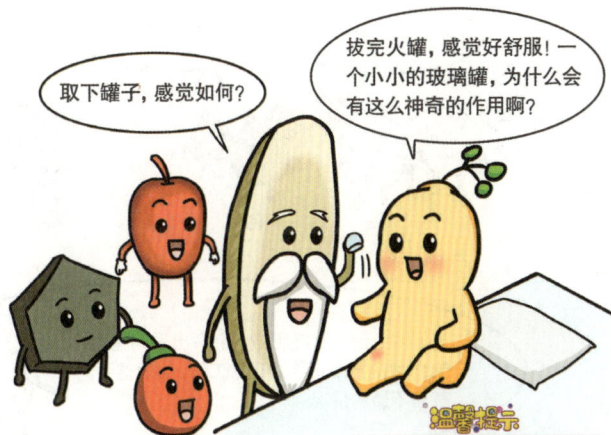

银针

玻璃罐

强强联手
所向披靡

艾灸条

中药包

刮痧板

取下罐子，感觉如何？

拔完火罐，感觉好舒服！一个小小的玻璃罐，为什么会有这么神奇的作用啊？

温馨提示

小孩子的皮肤都很娇嫩，不能留太长时间哟。

我们人体内运行气血的"经络"，就像城市里的交通系统。

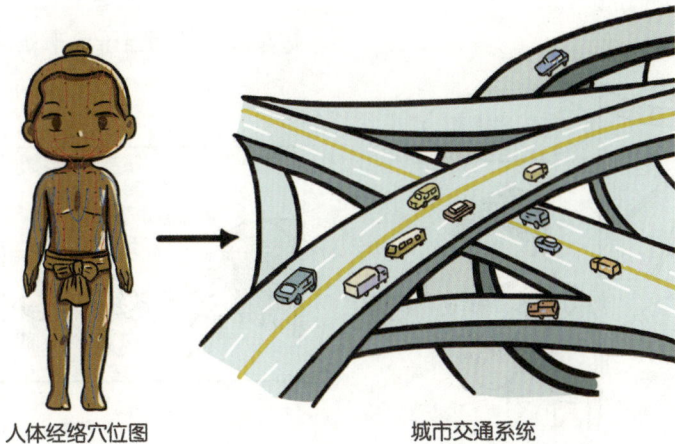

人体经络穴位图

城市交通系统

125

经络堵塞，气血不通。

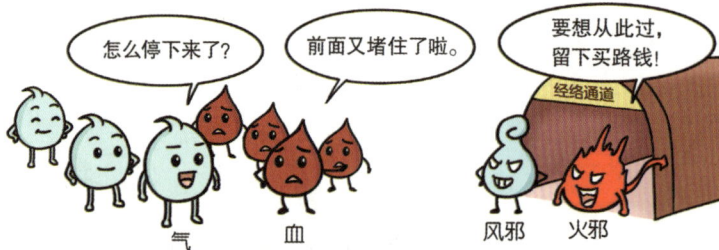

怎么停下来了？

前面又堵住了啦。

要想从此过，留下买路钱！

经络通道

气　血　风邪　火邪

和城市里的交通会堵塞一样，经络有时也会堵塞，造成气血不通。

当人体遭遇外邪侵犯或者自身出现问题时，就会扰乱经络系统的正常工作，出现这种气血不通的情况。

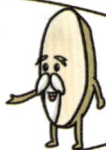

中医学有一种观点，叫作"不通则痛"。

就像交通堵塞需要交警前来指挥与疏导一样，拔罐疗法就相当于前来处理交通堵塞的交警。

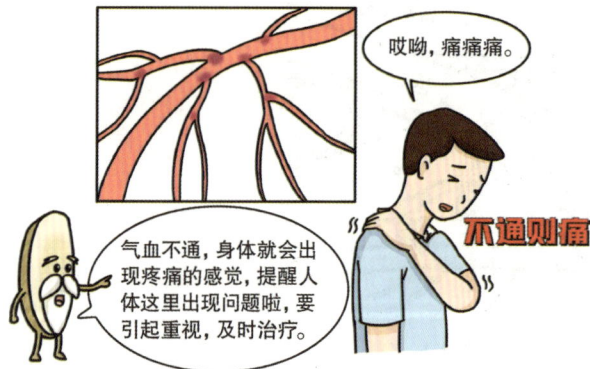

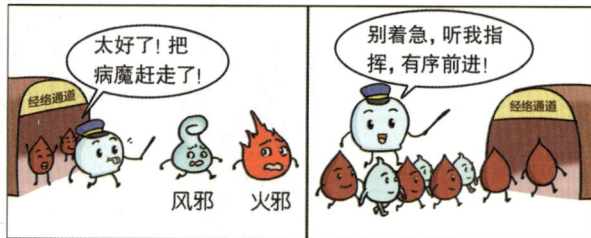

哎呦，痛痛痛。

气血不通，身体就会出现疼痛的感觉，提醒人体这里出现问题啦，要引起重视，及时治疗。

不通则痛

太好了！把病魔赶走了！

经络通道

风邪　火邪

别着急，听我指挥，有序前进！

经络通道

拔罐能够促进气血流动，并能有效解除外邪入侵，从而使经络重新恢复原有的通畅。

现代研究也证实了拔罐可以加快静脉血管中血液的回流速度，改善局部的血液微循环。

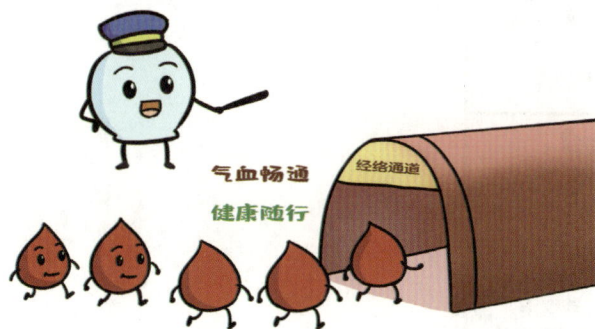

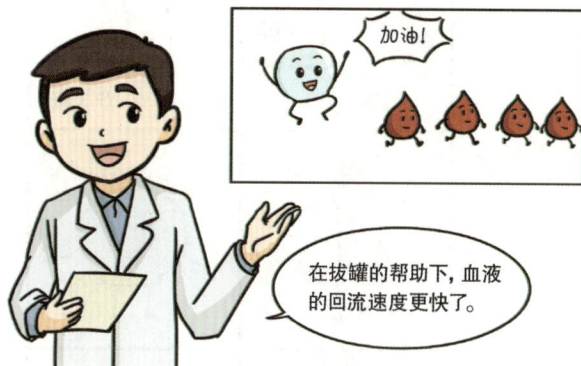

气血畅通
健康随行

经络通道

加油！

在拔罐的帮助下，血液的回流速度更快了。

1 2
3

小小的罐子，其中却蕴含着大大的作用，你们是不是也心动了呢？

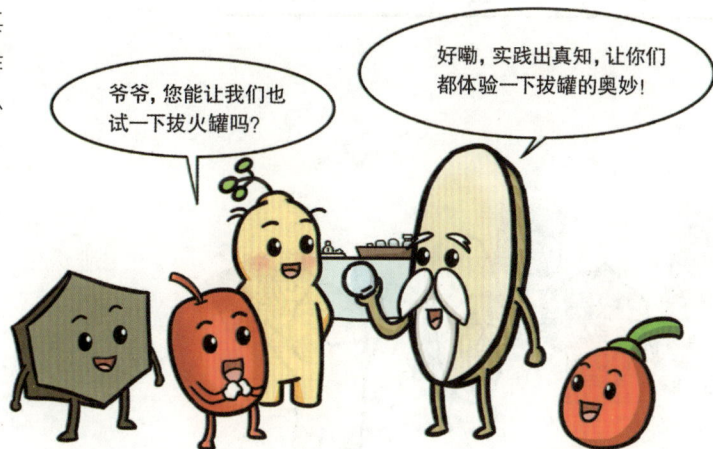

爷爷，您能让我们也试一下拔火罐吗？

好嘞，实践出真知，让你们都体验一下拔罐的奥妙！

不过拔罐有明确的禁忌证。

过饱、过饥	患有易出血性疾病	高热抽搐
孕妇	这些情况都不建议拔罐的。	月经期慎用
皮肤病	婴幼儿	情绪激动

安全于重泰山

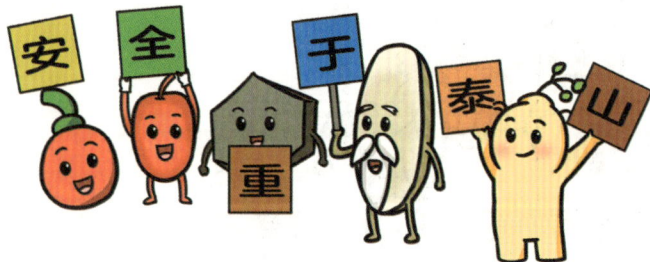

拔火罐也有一定危险性，必须在专业医生的指导下进行。

第七章　一起学气功

柔筋健骨 强壮身体

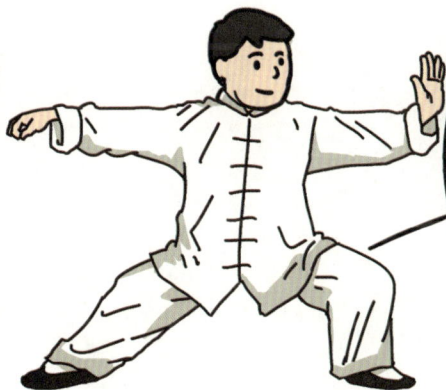

疏通经络 调畅气血

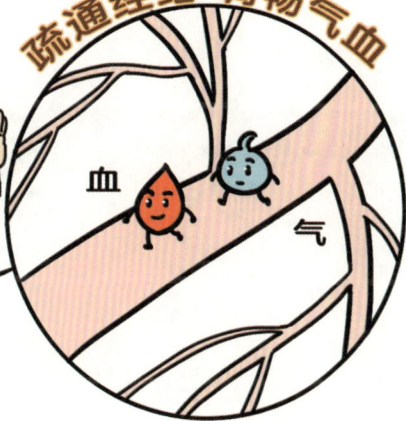

血

气

第一节 气功是伪科学吗

这天，大黄将军兴冲冲地跑来问芪爷爷会不会气功。

这引得芪爷爷很是好奇。

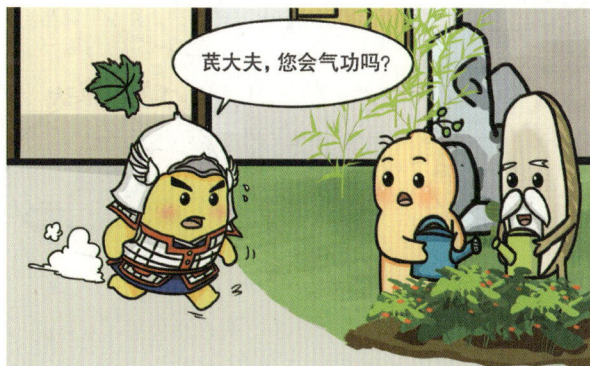

> 芪大夫，您会气功吗？

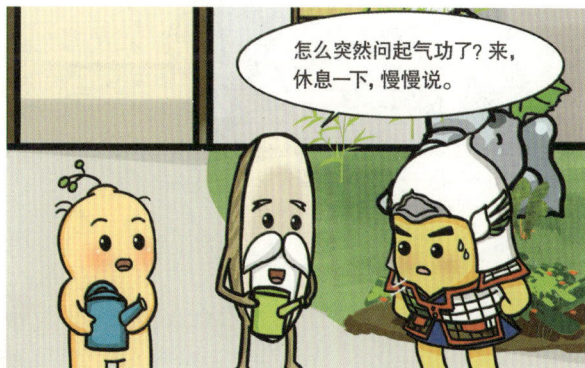

> 怎么突然问起气功了？来，休息一下，慢慢说。

大黄将军将前因后果讲述了一遍。

芪爷爷哈哈大笑，这令大黄将军有点摸不着头脑。

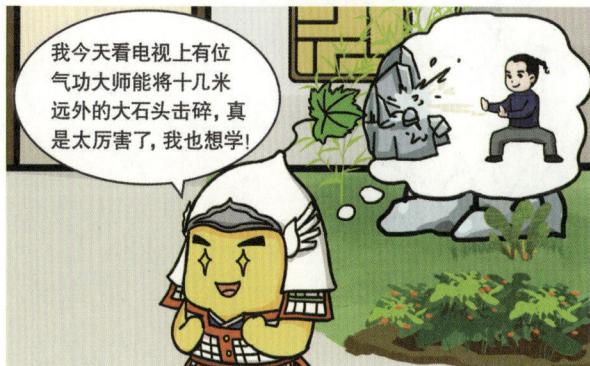

> 我今天看电视上有位气功大师能将十几米远外的大石头击碎，真是太厉害了，我也想学！

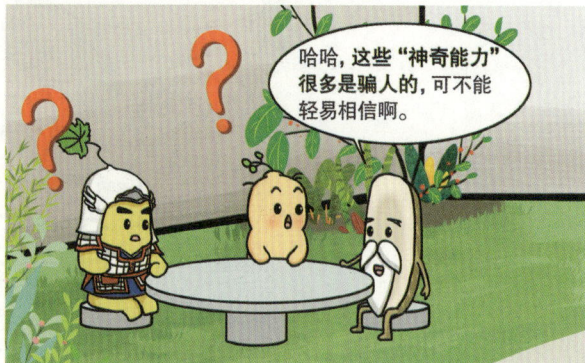

> 哈哈，这些"神奇能力"很多是骗人的，可不能轻易相信啊。

气功难道是骗人的？是伪科学？

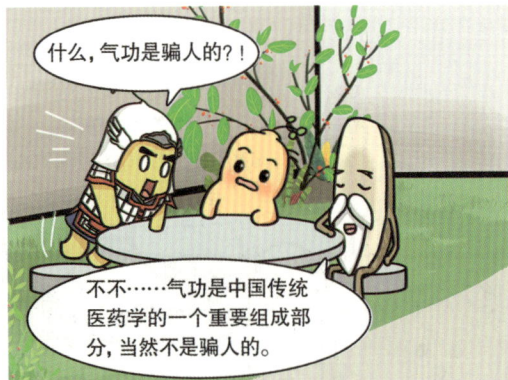

气功是真实存在的，但是会被有些有心人利用行骗。

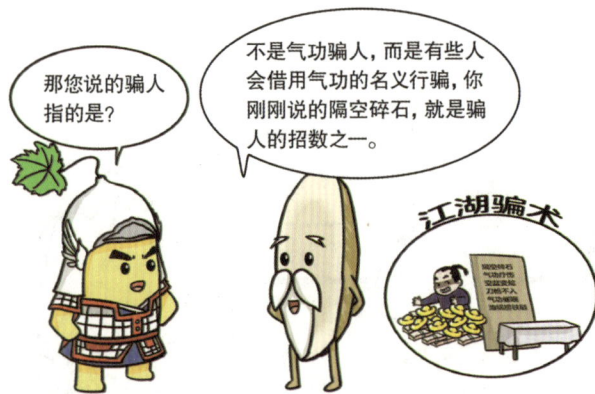

什么，气功是骗人的？！

不不……气功是中国传统医药学的一个重要组成部分，当然不是骗人的。

那您说的骗人指的是？

不是气功骗人，而是有些人会借用气功的名义行骗，你刚刚说的隔空碎石，就是骗人的招数之一。

江湖骗术

我们要提高辨别真假的能力，了解并保护我们优秀的传统文化。

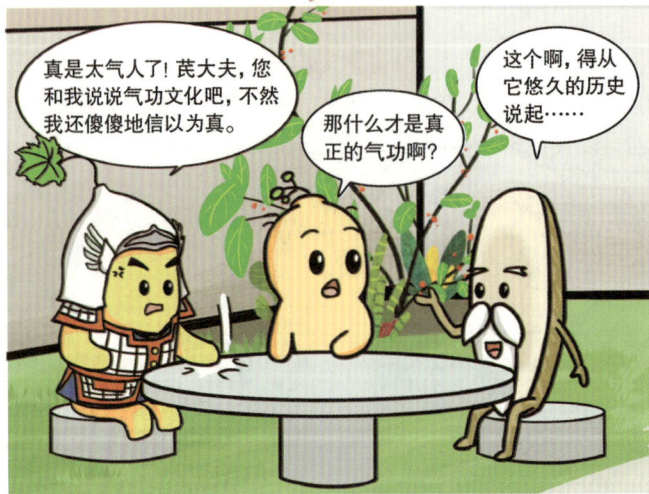

真是太气人了！芪大夫，您和我说说气功文化吧，不然我还傻傻地信以为真。

那什么才是真正的气功啊？

这个啊，得从它悠久的历史说起……

气功起源于中国，有着悠久的历史。

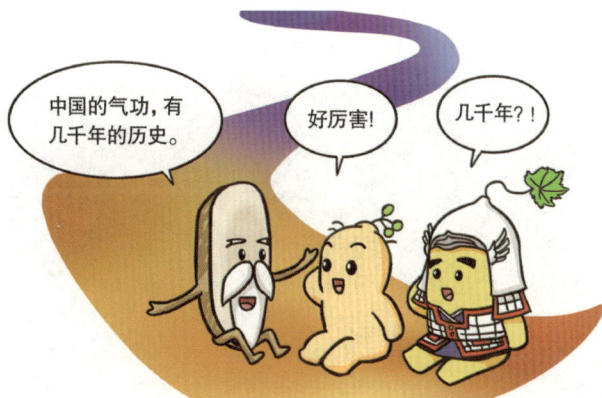

中国的气功，有几千年的历史。

好厉害!

几千年?!

"气功"这一词语出现的时间并不是很早，最初气功中的一部分称为"舞"。

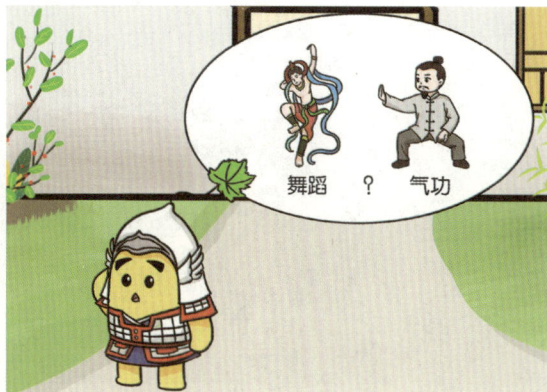

舞蹈　?　气功

这是因为在远古时期，人们在劳作打猎的过程中会受伤、疲劳、生病。

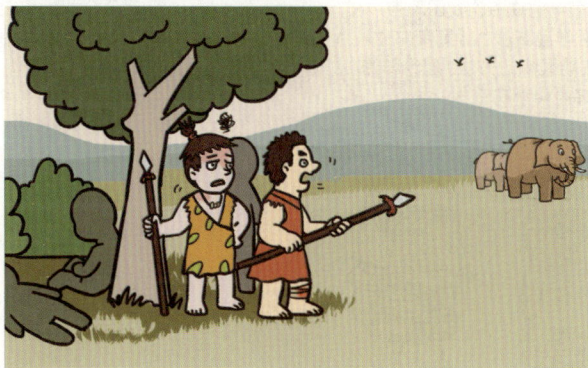

但是在做完一些让肢体舒展开来的舞蹈动作之后，这些不适就会得到缓解。

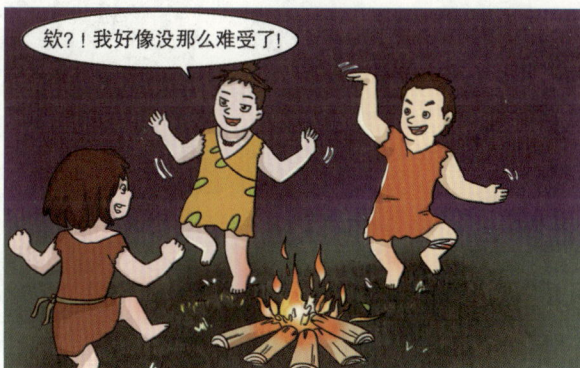

欸?!我好像没那么难受了!

133

而在寒冷的冬天，如果做这些舞蹈动作，还能帮助身体回暖。

人们从这些事例中得到启示，开始主动寻找可以防病治病的运动方案。

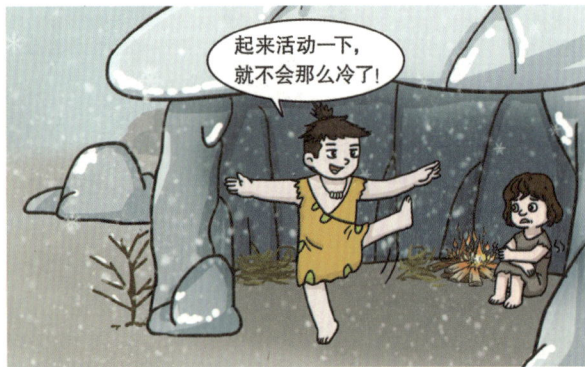

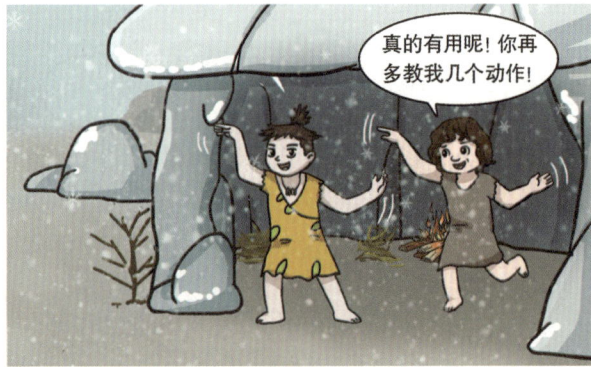

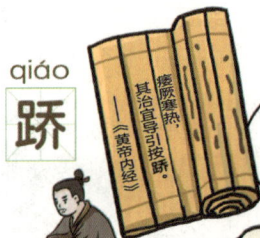

到了春秋战国时期，一部分气功被归于"导引按跷"。

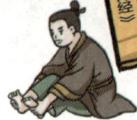

导引按跷

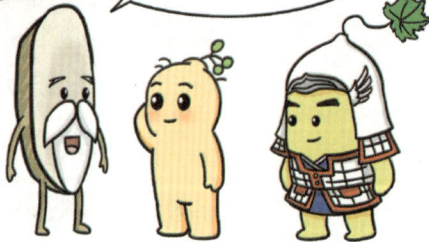

行气 道 佛 医 吐纳

服气 坐禅 儒 武术 炼丹 布气

修道

气功种类繁多，根据其功理功法和历史传承，大致可分为道、佛、医、儒、武术五大流派，你们看，这些都是属于气功的内容。

导引

这么多!

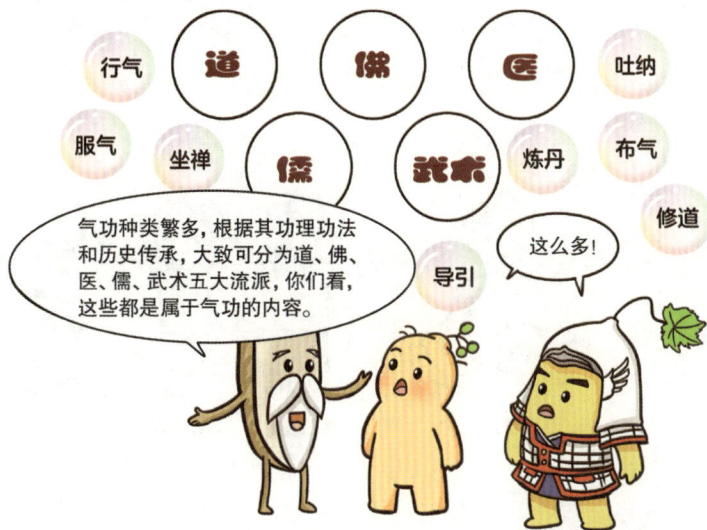

经过后人不断补充完善，气功的内涵越来越丰富。

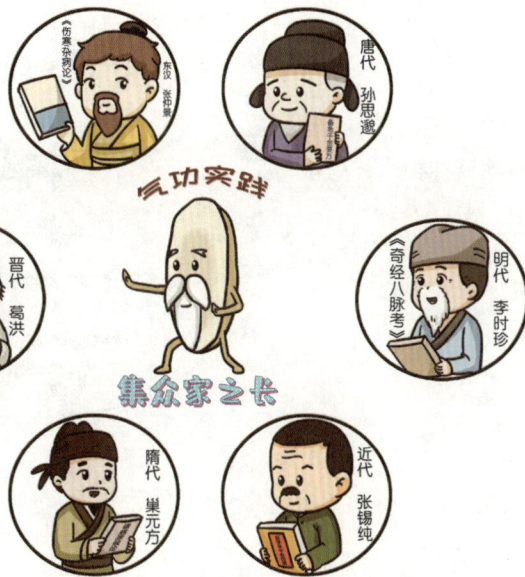

气功实践

《伤寒杂病论》东汉·张仲景

唐代·孙思邈

晋代·葛洪

明代·李时珍《奇经八脉考》

集众家之长

隋代·巢元方

近代·张锡纯

我国历代医家对气功都很重视，许多名医本人也是气功实践家。

比如著名的五禽戏，相传就是汉代名医华佗所创。

还有八段锦、易筋经、太极拳等，作为气功中的动功，流传至今仍深受世人喜爱。

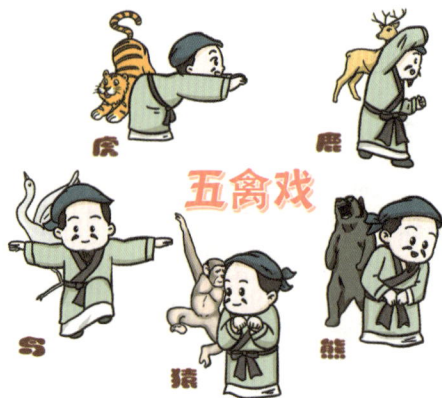

五禽戏

虎 鹿 鸟 猿 熊

静功

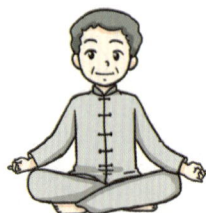

打坐

动功

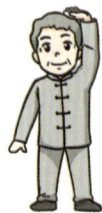 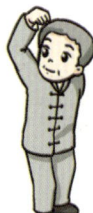 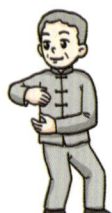

八段锦 易筋经 太极拳

后来，气功越来越多地被神秘化、离奇化。

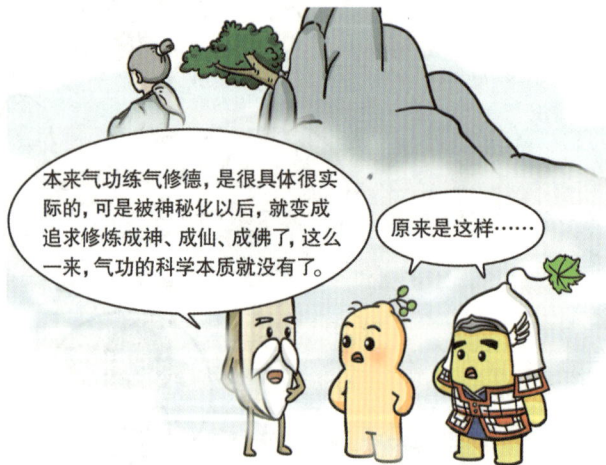

本来气功练气修德，是很具体很实际的，可是被神秘化以后，就变成追求修炼成神、成仙、成佛了，这么一来，气功的科学本质就没有了。

原来是这样……

为了加强对气功的管理，1950年前后，我国正式明确了气功的定义与分类。

关于加强社会气功管理的通知

社会气功是指社会上众多人员参与的健身气功和气功医疗活动。其中群众通过参加锻炼，从而强身健体、养生康复的，属健身气功。

对他人传授或运用气功疗法直接治疗疾病，构成医疗行为的，属气功医疗。

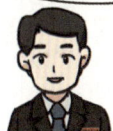

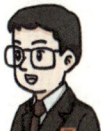

气功作为一种宣导气血、治疗疾病的保健功法，优点多多。

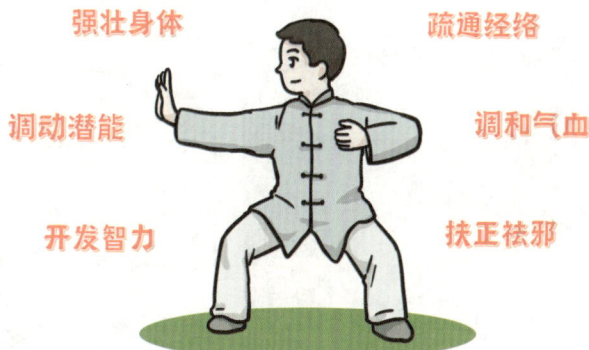

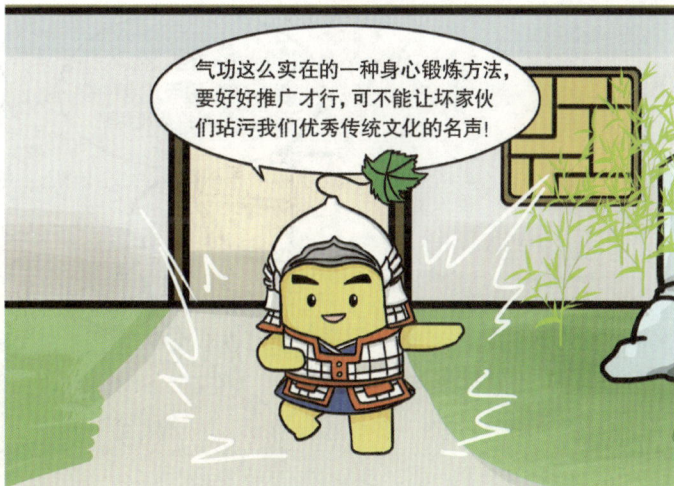

强壮身体　　　疏通经络

调动潜能　　　调和气血

开发智力　　　扶正祛邪

气功这么实在的一种身心锻炼方法，要好好推广才行，可不能让坏家伙们玷污我们优秀传统文化的名声！

它体现了中医形神一体、运动与静养相结合的养生思想，应当正确推行。

第二节 "练功" 的秘诀

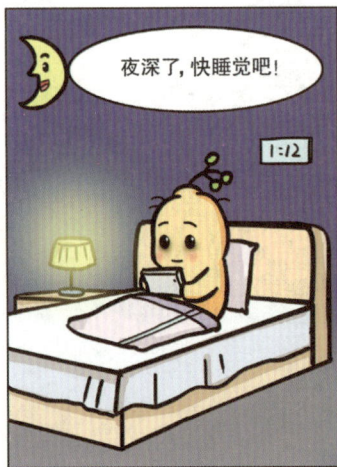

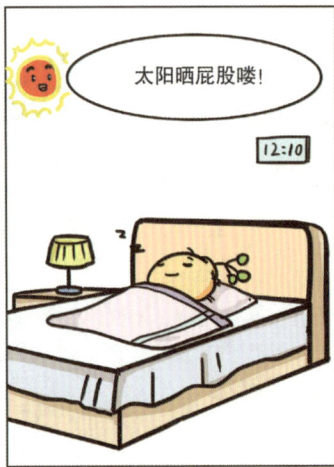

夜深了，快睡觉吧！

1:12

太阳晒屁股喽！

12:10

暑假开始了，人参娃每天都晚睡晚起，精神一天比一天差。

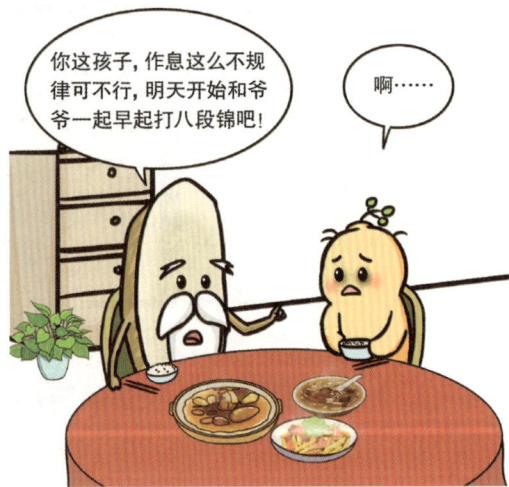

你这孩子，作息这么不规律可不行，明天开始和爷爷一起早起打八段锦吧！

啊……

芪爷爷看在眼里，忧在心中，便要求
人参娃每天早起和自己一起练习八段锦。

每天被强拉起床的人参娃开始被迫"练功"。

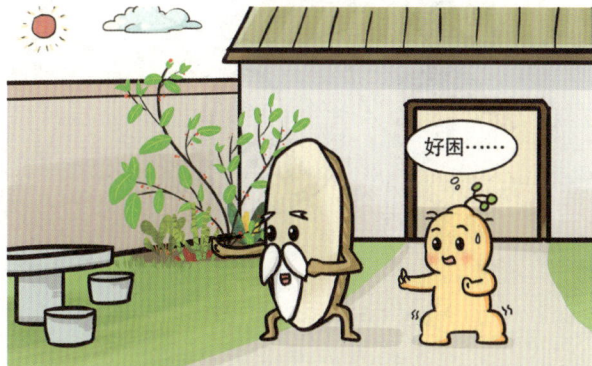

好困……

就这样学了几天后，人参娃的精神头还是没有改善，便向芪爷爷抱怨起来。

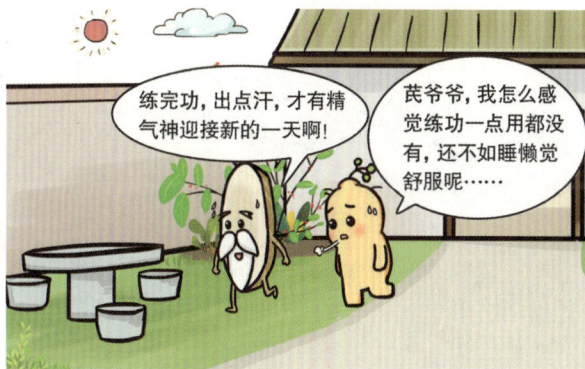

练完功，出点汗，才有精气神迎接新的一天啊！

芪爷爷，我怎么感觉练功一点用都没有，还不如睡懒觉舒服呢……

芪爷爷耐心开导：

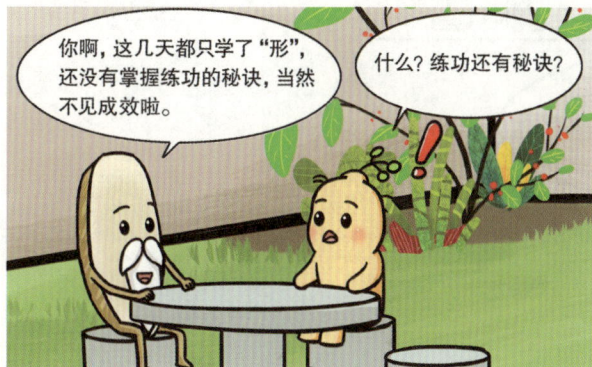

你啊，这几天都只学了"形"，还没有掌握练功的秘诀，当然不见成效啦。

什么？练功还有秘诀？

练功的秘诀并不神秘，只要掌握"调身、调息、调心"这六字即可。

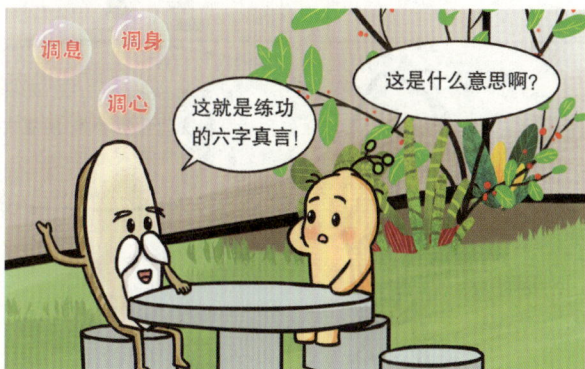

调息　调身

调心

这就是练功的六字真言！

这是什么意思啊？

"调身"指的是对身体姿势或动作进行主动的调整、锻炼，使其端正。

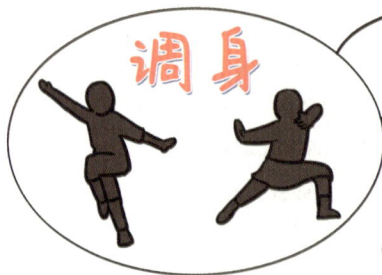

调身

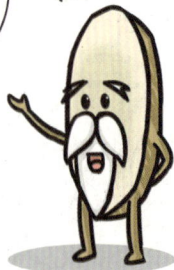

动作规范，式正招圆，这是练习导引术的基础！

自然呼吸

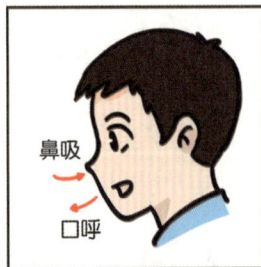

鼻吸

口呼

顺腹式呼吸

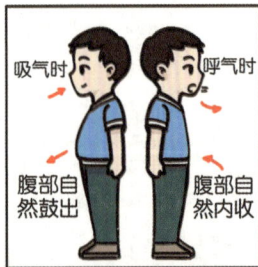

吸气时

呼气时

腹部自然鼓出

腹部自然内收

逆腹式呼吸

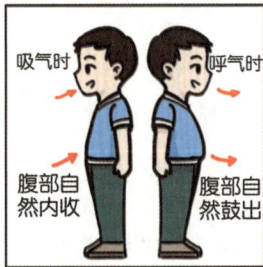

吸气时

呼气时

腹部自然内收

腹部自然鼓出

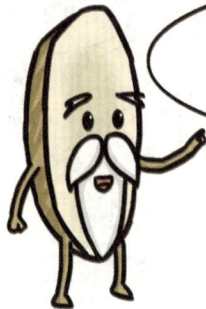

调息是三调中的重要环节，有多种练习方法，自然呼吸法适合初学者，而腹式呼吸是其最常见的调息方法。

"调息"是指主动地、自觉地调整和控制呼吸，使之深匀。

"调心"是指对自我思维意识活动主动自觉地进行调整和控制，使心地清净。

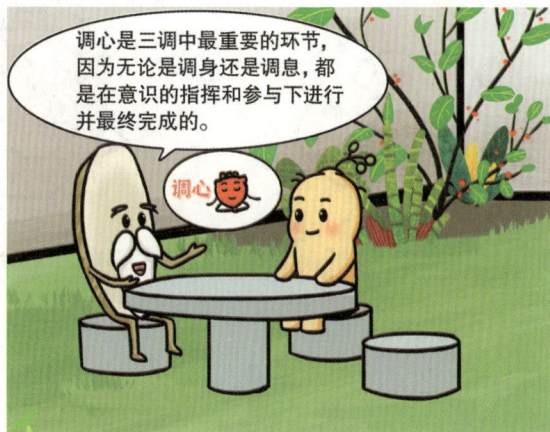

"三调"各有优点，"调身"可以柔筋健骨，强壮身体，还可以疏通经络，调畅气血。

柔筋健骨 强壮身体

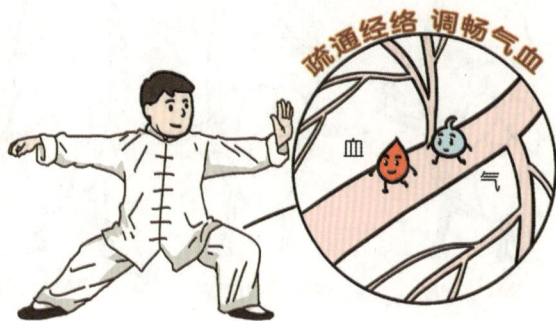

疏通经络 调畅气血

血 气

"调息"可以通过深长的呼吸，让全身的气血活跃起来，给脏腑来一次舒服的调节。

吐故纳新 行气活血 强壮脏腑

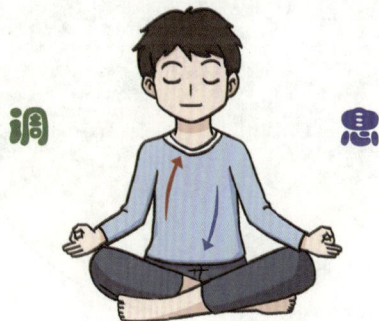

调 息

"调心"可以使大脑和心灵都得到充分的休息。

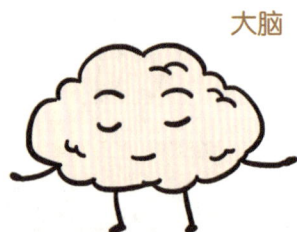 大脑

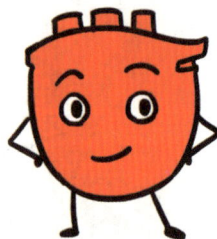 心

调节人体功能，增长智慧。 调节心理，促进身体健康。

传统导引术十分强调把这"三调"完美地融合在一起。

这样可以努力达到身体骨骼强劲、呼吸均匀充沛、心态宁静致远这一健康的完美状态。

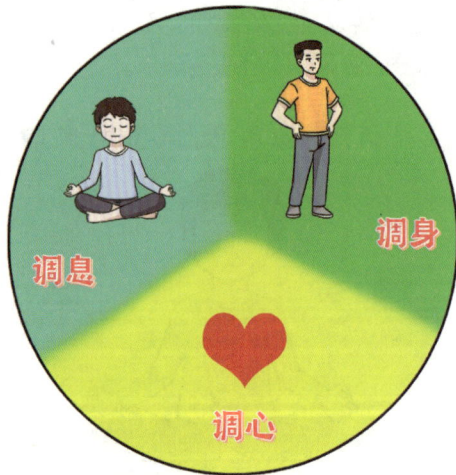

调息　调身　调心

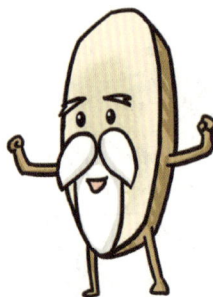 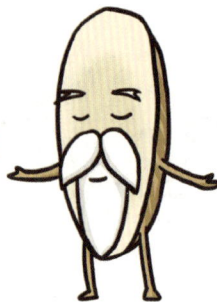 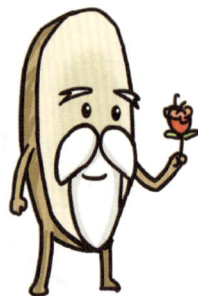

身体骨骼强劲　　呼吸均匀充沛　　心态宁静致远

欸，那我们平时跑步、打篮球也一样可以强身健体、通畅气血，这些也是导引术吗？

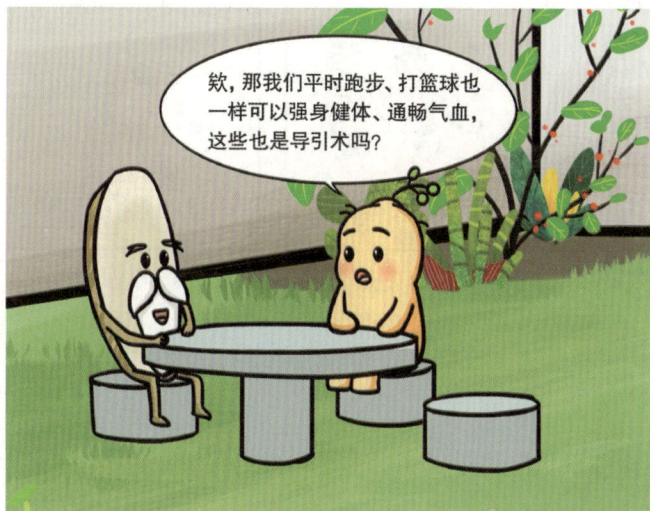

可能有人会问，体育锻炼也可以强身健体、通畅气血，难道这也是传统导引术吗？

不是的，我们通常所进行的体育锻炼并不是导引术。

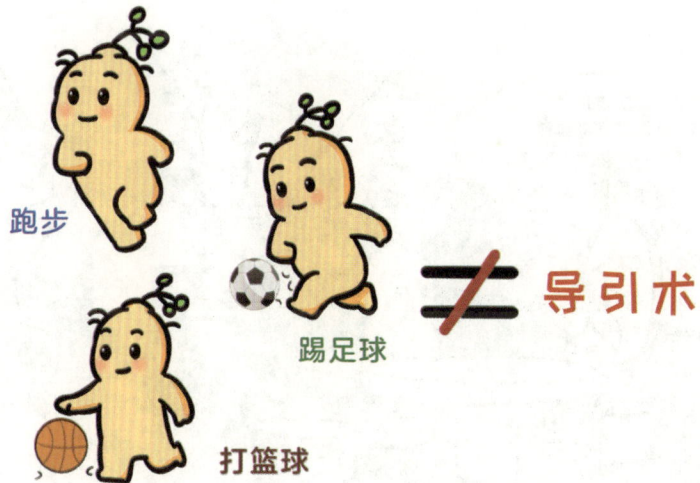

跑步

踢足球

打篮球

≠ 导引术

体育运动更强调身体骨骼的强劲，与"调息"与"调心"的结合不多。

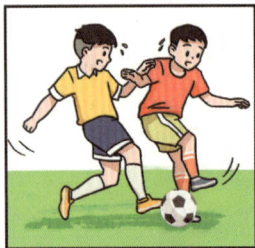

较为剧烈

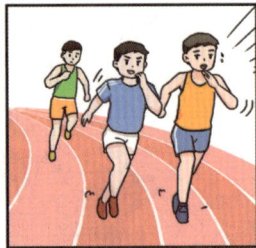

具有竞技性

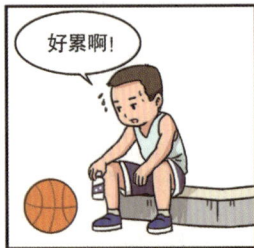

运动量大

而传统导引术十分注重身体、呼吸、心灵的相互契合。

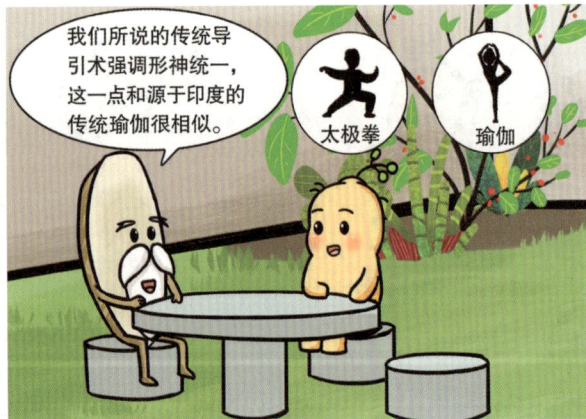

当然，传统导引术虽没有体育锻炼的运动量大，但贵在坚持。

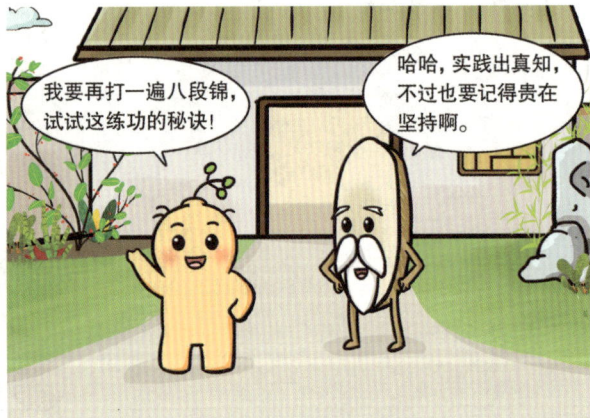

课外小拓展

来，我们今天练习八段锦。

爷爷，八段锦是什么啊？

八段锦是什么呢？

八段锦是起源于宋代的一套独立而完整的健身功法，古人把这套动作誉为"锦"，意为五颜六色，美而华贵！此功法分为八段，每段一个动作，故名为"八段锦"。

bā duàn jǐn
八段锦

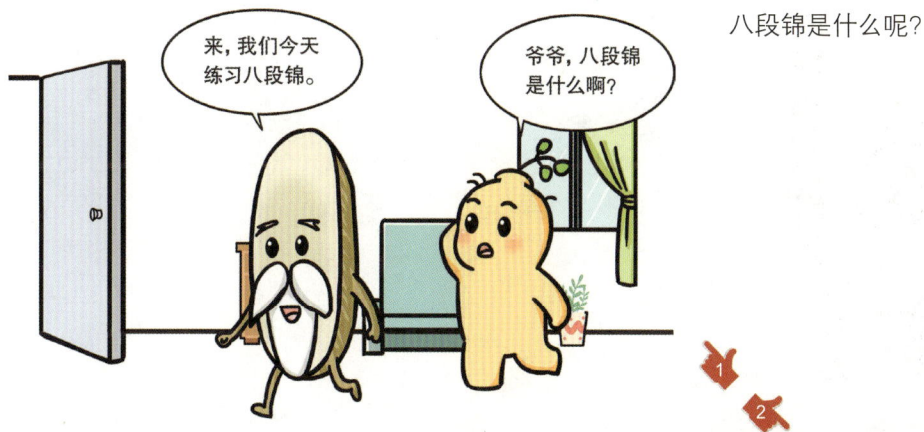

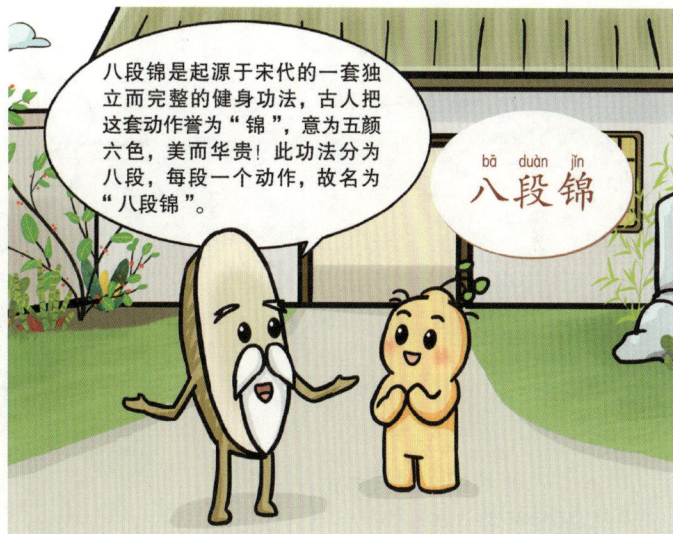

八段锦是我国古老的导引术中流传最广，对导引术发展影响最大的一种功法。

男女老幼皆宜

不受场地局限

bā duàn jǐn
八段锦

简单易学

无须器械

节省时间

练习八段锦优点多多，深受大众喜爱。

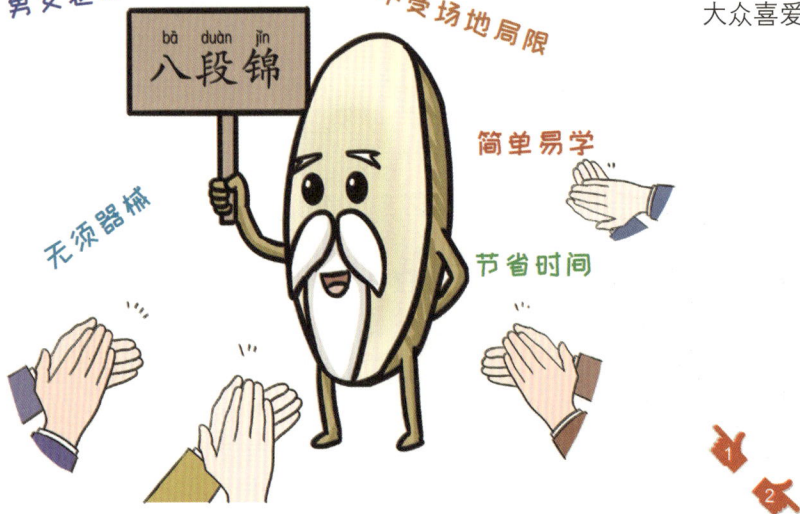

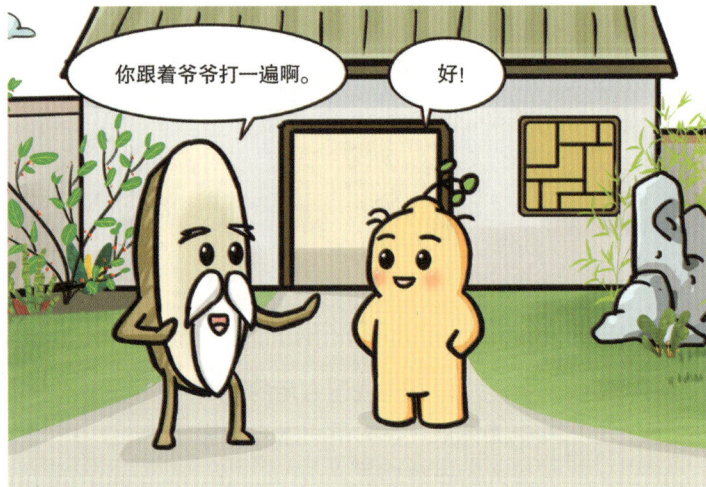

大家来和芪爷爷一起学习八段锦的动作要点吧！

你跟着爷爷打一遍啊。

好!

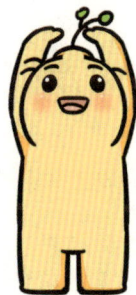

第一式 两手托天理三焦

动作要领：双手向上举起，头随之上仰，手掌向上，状如托天。

功　　用：提拉胸腹，活动颈椎，调理三焦（全身）的气血运行。

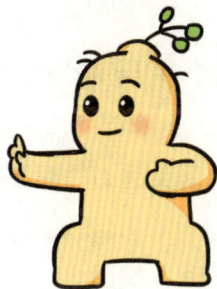

第二式 左右开弓似射雕

动作要领：左右手如同拉弓射箭。

功　　用：缓解肩背酸痛，疏肝理气，增加肺活量。

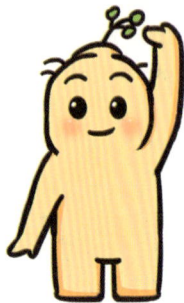

第三式　调理脾胃须单举

动作要领：左右上肢分别轮流上举下按。

功　　用：牵拉腹腔，调理脾胃肝胆，促进消化吸收，增强营养。

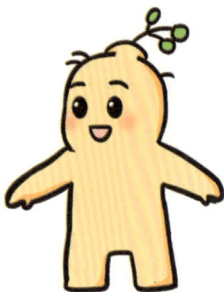

第四式　五劳七伤往后瞧

动作要领：扭臂挺胸，转头尽力往后瞧。

功　　用：调整颈椎，刺激胸腺，增强免疫力，消除亚健康。

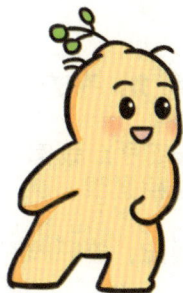

第五式　摇头摆尾去心火

动作要领：上身前俯，臀部摆动，分别向左向右摇头摆尾。

功　　用：使心火下降，消除心烦、口疮、口臭、失眠多梦等症。

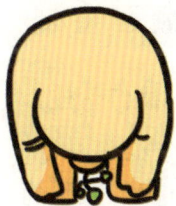

第六式　两手攀足固肾腰

动作要领：前屈后伸，双手攀足，进行脊柱的屈伸运动。

功　　用：锻炼脊柱，强化腰部力量，强肾健体。

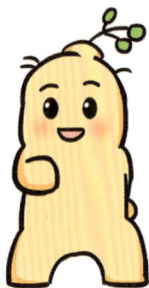

第七式 攒拳怒目增气力

动作要领：扎马步时左右手分别向前冲拳，怒目瞪眼。

功　　用：刺激肝经系统，疏肝养肝，强筋健骨。

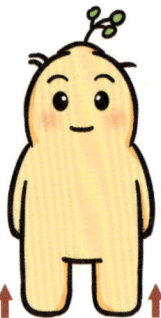

第八式 背后七颠百病消

动作要领：颠足而立，拔伸脊柱，下落振身。

功　　用：按摩五脏六腑，预防百病的发生。

小朋友们，你们学会了吗？

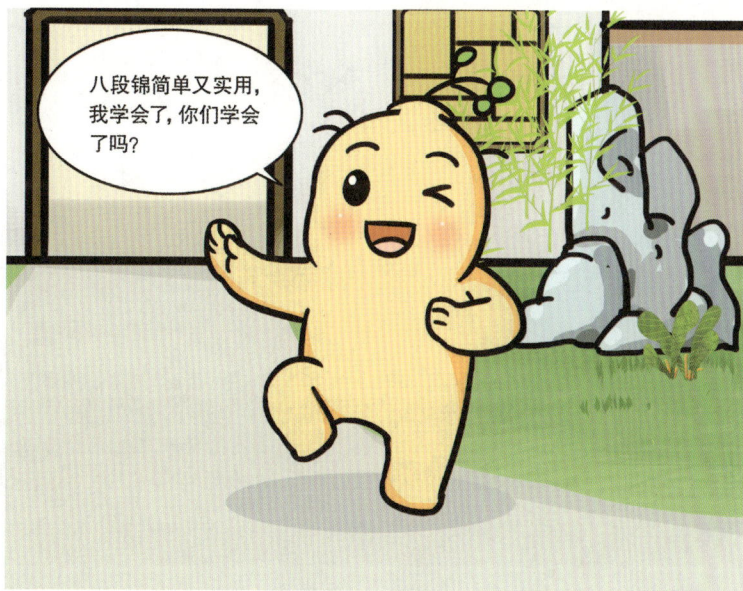

八段锦简单又实用，我学会了，你们学会了吗？

第八章　吃饭竟也能治病

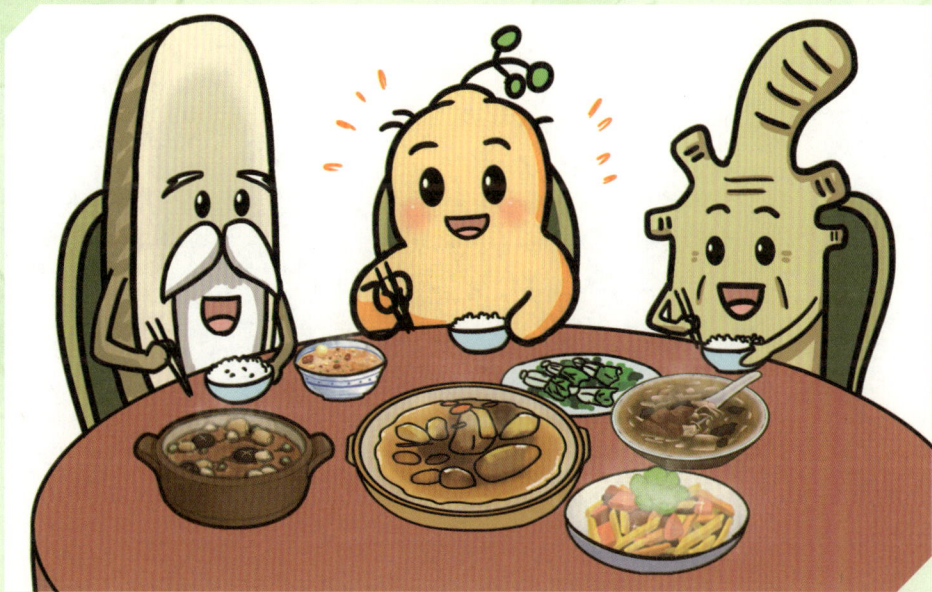

第一节　药膳——好吃的"药"

附近新开了一家餐馆，芪爷爷和生姜奶奶决定带着人参娃去尝尝鲜。

原来这是一家专门做药膳的餐馆。

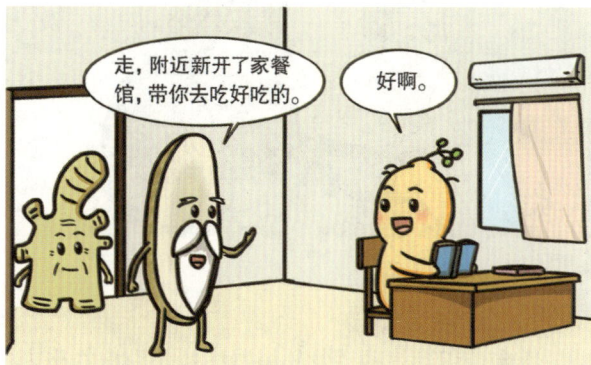

走，附近新开了家餐馆，带你去吃好吃的。

好啊。

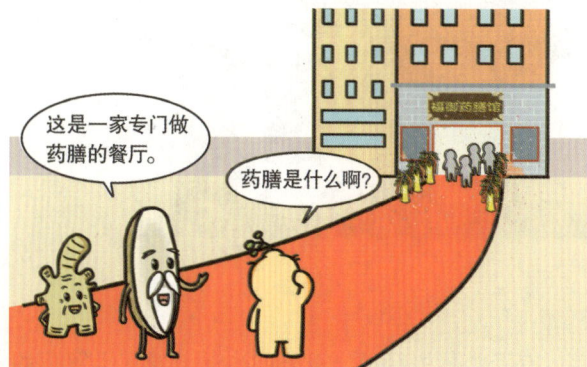

这是一家专门做药膳的餐厅。

药膳是什么啊？

走进店内，迎面就看见好多中药，芪爷爷便和人参娃说起了药膳的渊源。

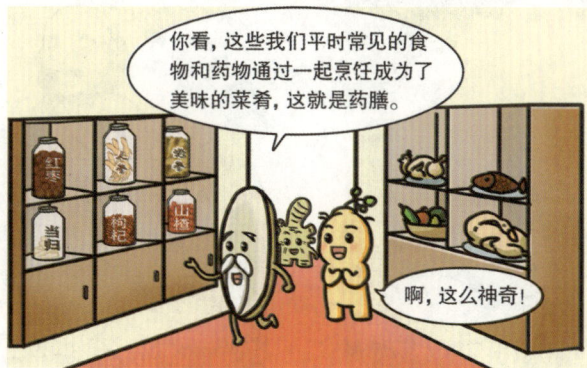

你看，这些我们平时常见的食物和药物通过一起烹饪成为了美味的菜肴，这就是药膳。

啊，这么神奇！

在原始社会，并没有"药物"和"食物"的细分，人们肚子饿了，就会到大自然中寻找东西吃。

但由于资源匮乏，人们只能找到什么吃什么，有时候就会误食对身体有损害的东西。

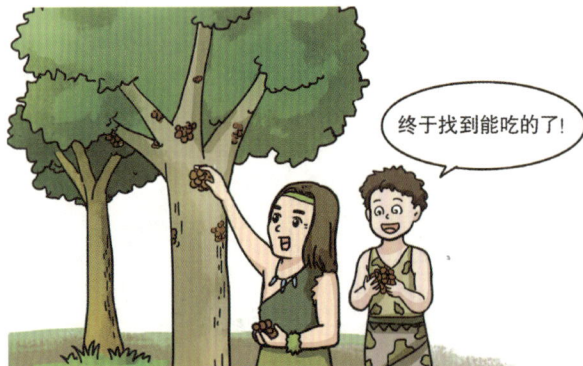

终于找到能吃的了！

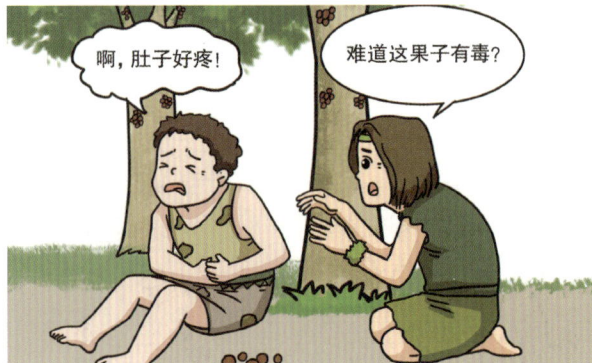

啊，肚子好疼！

难道这果子有毒？

有了中毒的经历，祖先们也逐渐发现了解毒的办法。

逐步认识到一些动物、植物既能作为食物充饥，又能当作药物来治病。

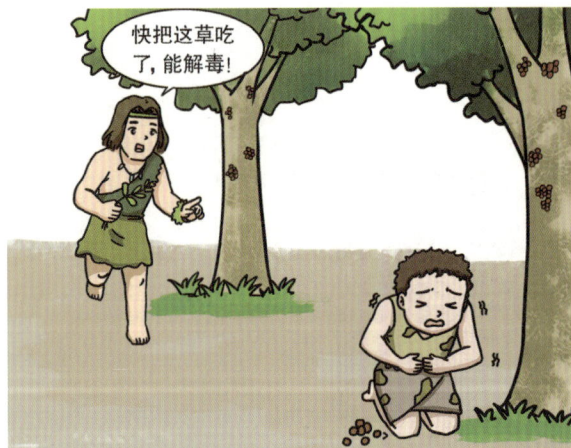

快把这草吃了，能解毒！

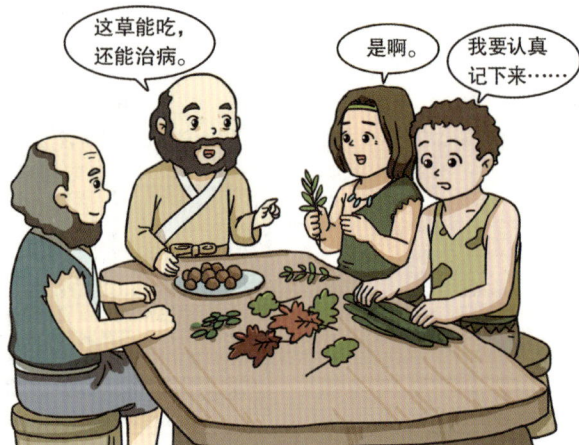

这草能吃，还能治病。

是啊。

我要认真记下来……

这些经验的积累成为了"药膳"的起源。

药膳的起源

到了商代，御厨伊尹发现将不同的食物巧妙搭配之后再烹调，会变得更美味。

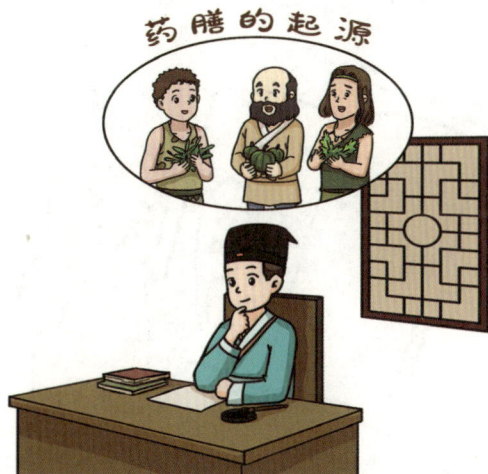

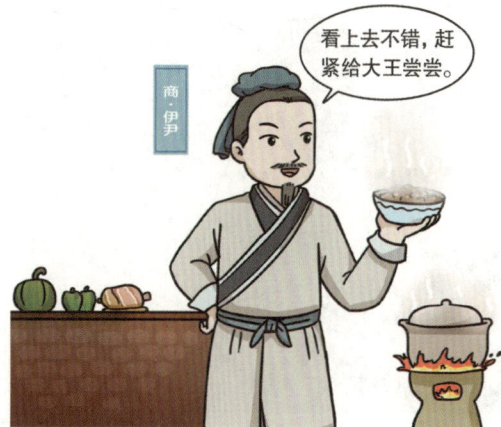

商·伊尹

看上去不错，赶紧给大王尝尝。

同时，还产生了意想不到的功效。

伊尹将烹调技术与养生相结合，创立了食疗方，开创了后代"药食同源"的先河。

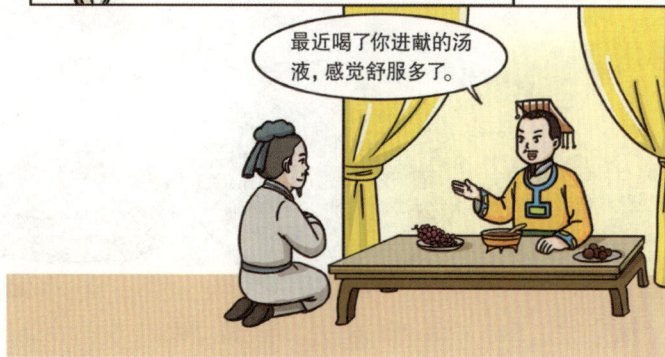

最近喝了你进献的汤液，感觉舒服多了。

157

人们开始对味道精益求精，在汤中会放一些调味品，逐步拉开了"药膳"研究的帷幕。

在汉代，"药膳"一词被正式提出，医生们在实际运用中逐渐完善了相关的理论知识。

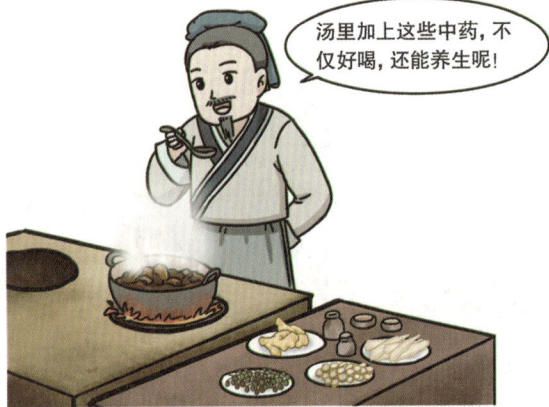

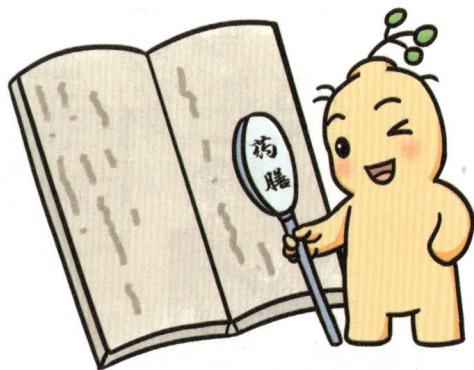

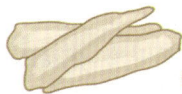

汤里加上这些中药，不仅好喝，还能养生呢！

药膳

【来源】《金匮要略》。
【组成】当归三两，生姜五两，羊肉一斤。
【用法】以水八升，煮取三升，一日分三次温服。
【功用】温中补血，调经散寒。
【主治】产后血虚有寒，腹痛，胁痛，喜温喜按，腹中拘急等。

当归

温中补血　调经散寒

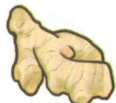

生姜

羊肉

其中，医圣张仲景就为女性创制了一道药膳——当归生姜羊肉汤。

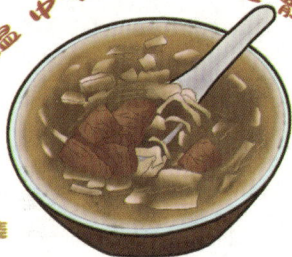

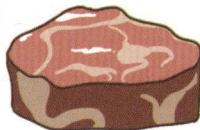

当归生姜羊肉汤

虽是平时常见的食材，组合在一起却可以赶走顽固的寒邪，温暖我们的身体，从而治疗疾病。

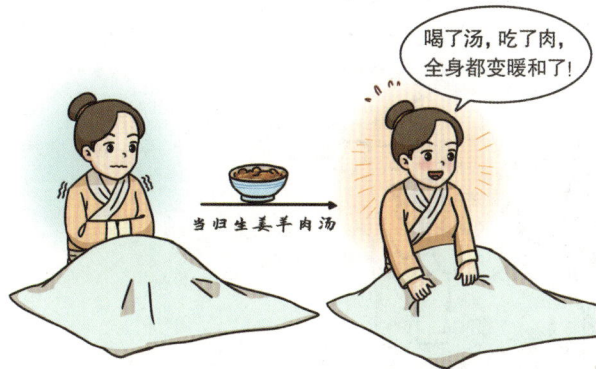

唐代药王孙思邈在《备急千金要方》中有"食治"专篇，从此食疗独立成为一门专科。

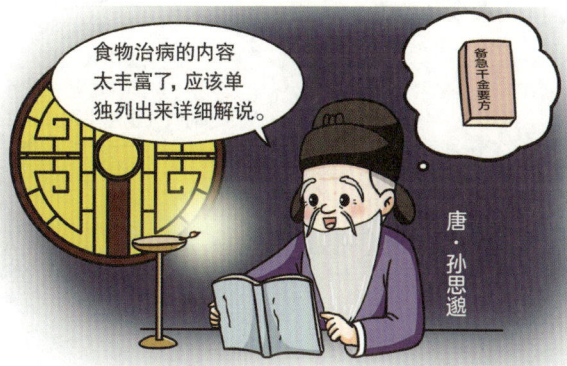

喝了汤，吃了肉，全身都变暖和了！

当归生姜羊肉汤

食物治病的内容太丰富了，应该单独列出来详细解说。

备急千金要方

唐·孙思邈

在他看来，一位优秀的医生必须懂得使用药膳治疗疾病。

你这个病，可以平时多吃一些山药、莲子、薏米，不用特地吃药。

不用吃药？

还提出治病先用食物治疗，如果治不好再用药物治疗，足可见其对食疗的重视。

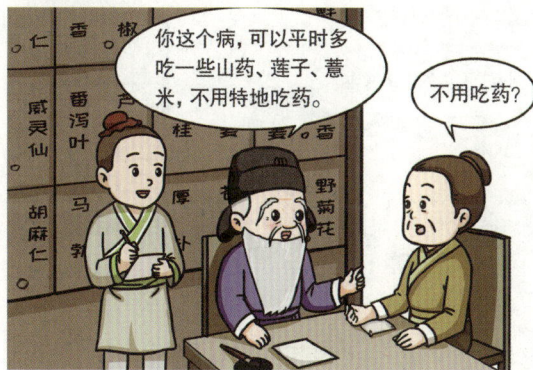

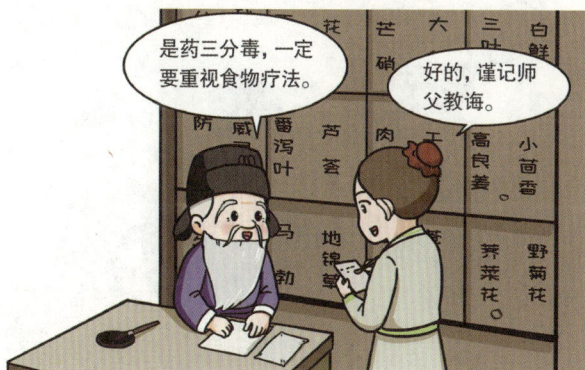

是药三分毒，一定要重视食物疗法。

好的，谨记师父教诲。

宋元时期，人们的生活条件越来越好，药膳也迎来了全面发展。

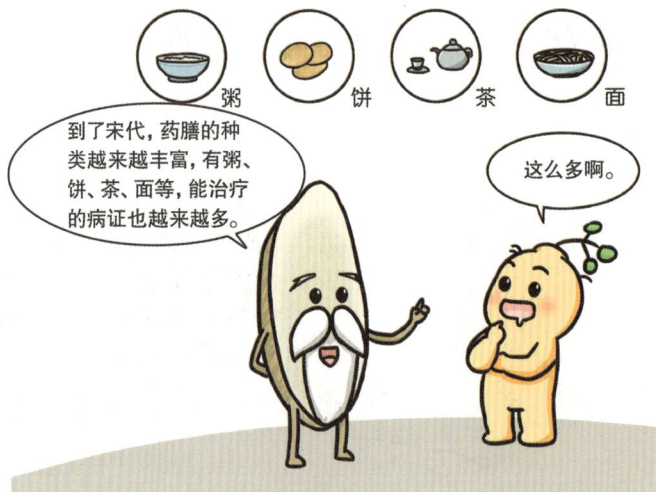

粥　饼　茶　面

到了宋代，药膳的种类越来越丰富，有粥、饼、茶、面等，能治疗的病证也越来越多。

这么多啊。

元代有位太医叫忽思慧，专门负责皇帝饮食。

陛下最近的饮食需要调整一下。

元·忽思慧

他跳出以往食物治疗疾病的观点，提出还可以用食物来预防疾病。

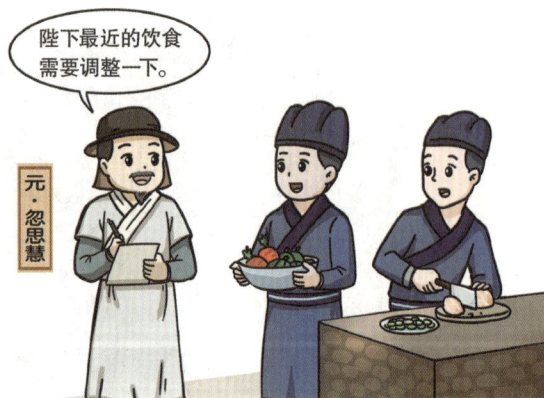

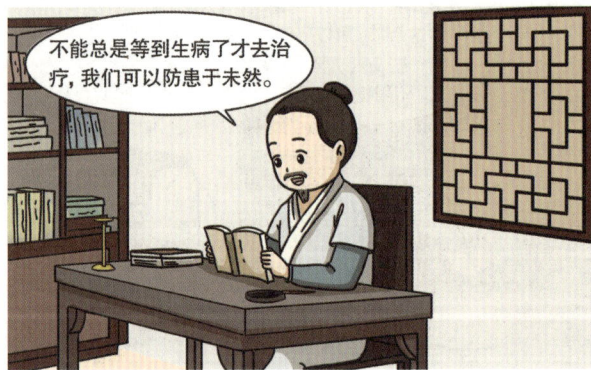

不能总是等到生病了才去治疗，我们可以防患于未然。

由此开拓了全新的领域——营养学。

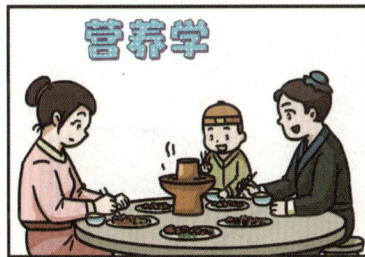

营养学

改善平时的饮食，通过食物来补充营养、强身健体，就能预防疾病。

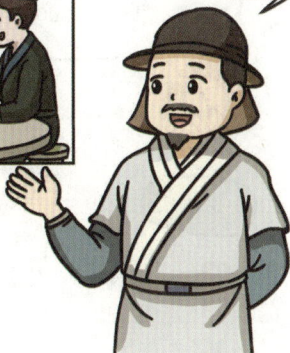

饮膳正要

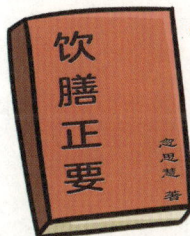

中国最早的营养学专著

收载食物203种

这本书首次从营养学的观点出发，强调了人们应加强饮食、营养的摄取，用以预防疾病。

其编著的《饮膳正要》为中国最早的营养学专著，收载食物203种。

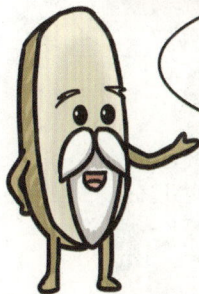

明代，一位名叫李时珍的医家，用自己的一生寻遍大江南北。

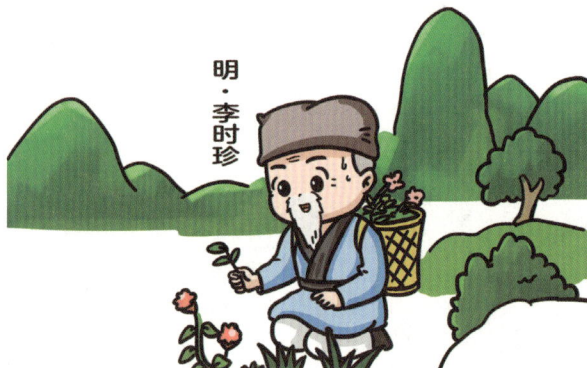

再次扩充了药膳的资料。

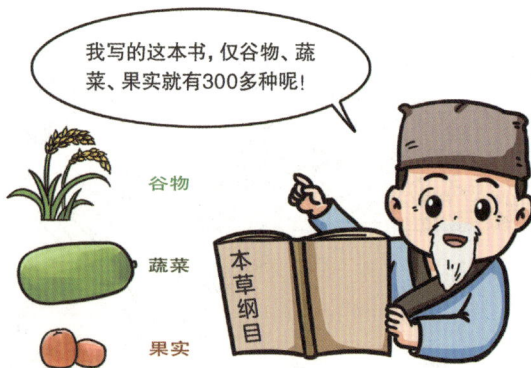

时至今日，人们更加重视药膳养生，关于药膳的书籍随处可见，一些药膳餐馆也颇有人气。

美味又养生的药膳，作为中医药宝贵的财富，一直守护着我们的健康！

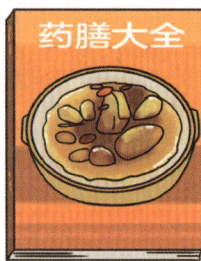

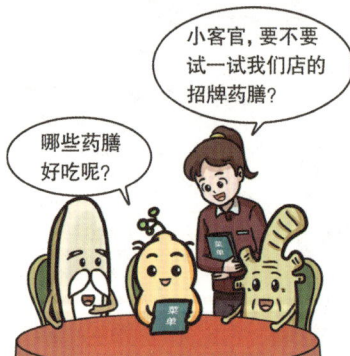

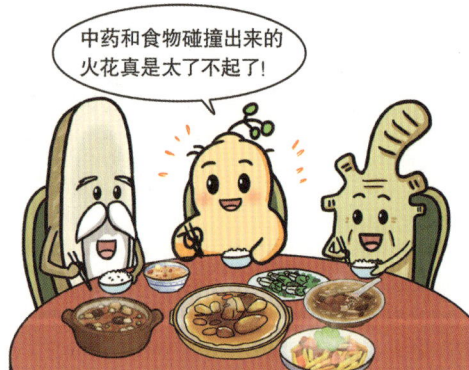

第二节　四季药膳

周末，人参娃又嘴馋了，想再去之前吃过的药膳餐馆吃饭。

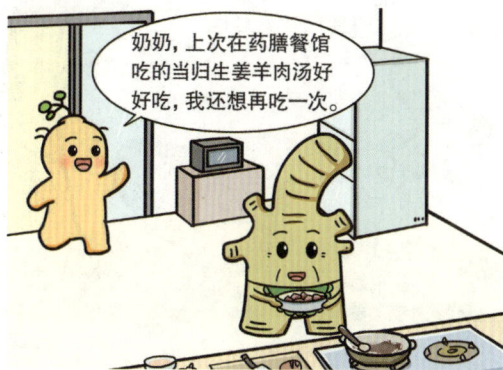

> 奶奶，上次在药膳餐馆吃的当归生姜羊肉汤好好吃，我还想再吃一次。

正好生姜奶奶记住了菜谱，于是便想借此机会露两手。

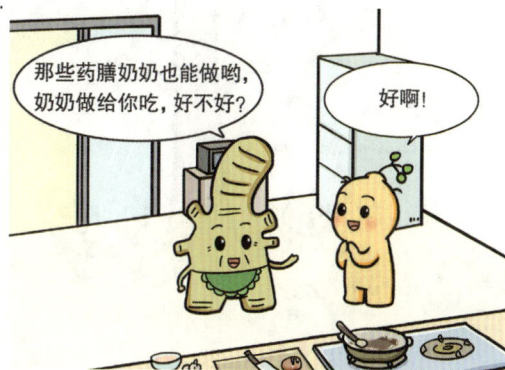

> 那些药膳奶奶也能做哟，奶奶做给你吃，好不好？

> 好啊！

趁着等菜出锅的时间，生姜奶奶和人参娃聊起了天。

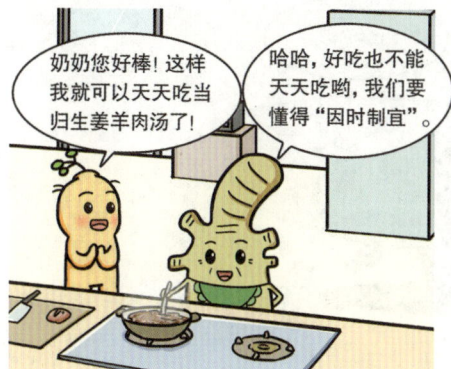

> 奶奶您好棒！这样我就可以天天吃当归生姜羊肉汤了！

> 哈哈，好吃也不能天天吃哟，我们要懂得"因时制宜"。

原来，每个季节适合吃的药膳还都不一样。

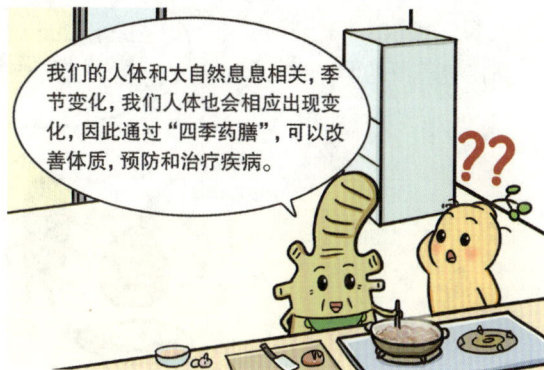

> 我们的人体和大自然息息相关，季节变化，我们人体也会相应出现变化，因此通过"四季药膳"，可以改善体质，预防和治疗疾病。

春天阳气升发，是万物复苏的季节。

而我们的肝也有着"升发"的生理特性，和生机勃勃的春天正好相合。

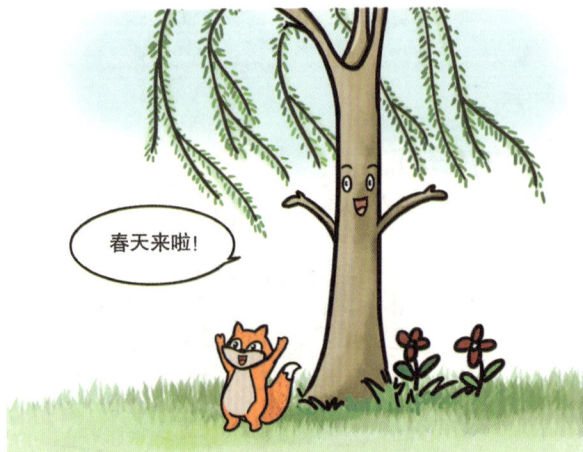

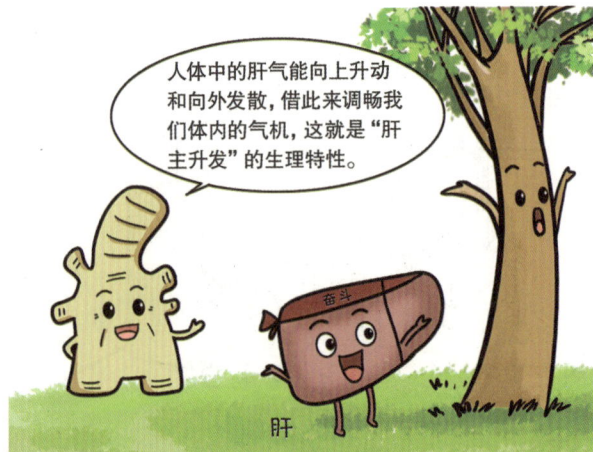

春天来啦！

人体中的肝气能向上升动和向外发散，借此来调畅我们体内的气机，这就是"肝主升发"的生理特性。

肝

所以养肝护肝就要趁着春季进行，可以多吃一些枸杞、桑椹等养肝的食物。

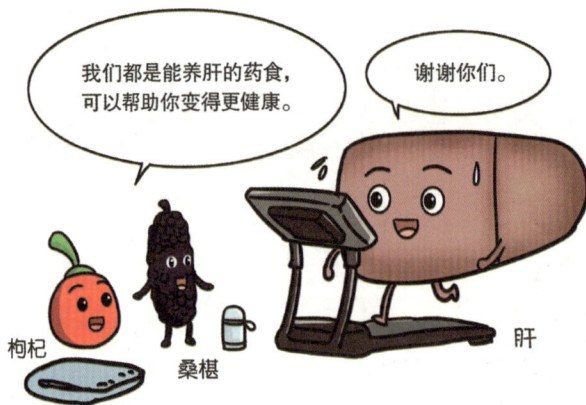

我们都是能养肝的药食，可以帮助你变得更健康。

谢谢你们。

枸杞

桑椹

肝

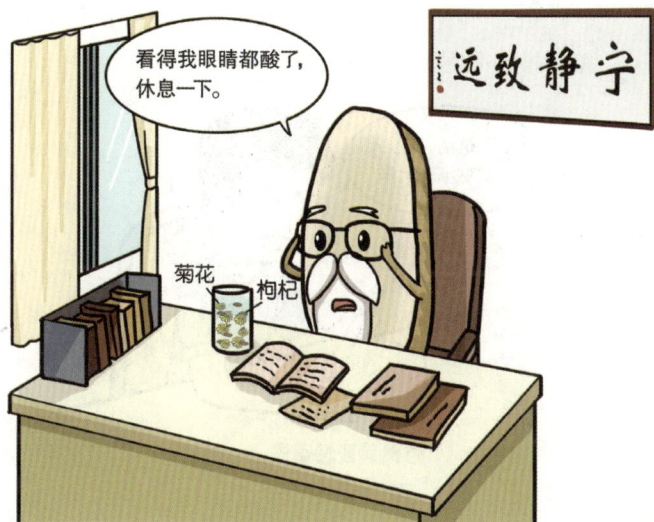

我们的眼睛与肝脏也息息相关，如果感觉眼睛酸涩，可以泡上一壶枸杞菊花茶养肝明目。

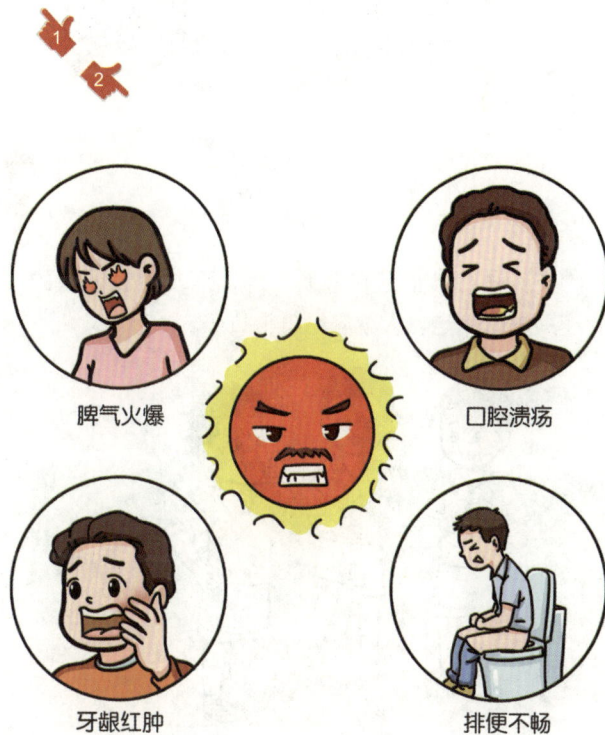

看得我眼睛都酸了，休息一下。

宁静致远

菊花　枸杞

到了炎热的夏天，外面骄阳似火，人体也容易随之产生内热，出现"上火"的表现。

脾气火爆

口腔溃疡

牙龈红肿

排便不畅

所以夏季适宜的药膳应以清淡、清热为主，可以多吃苦瓜、苦菜等食物。

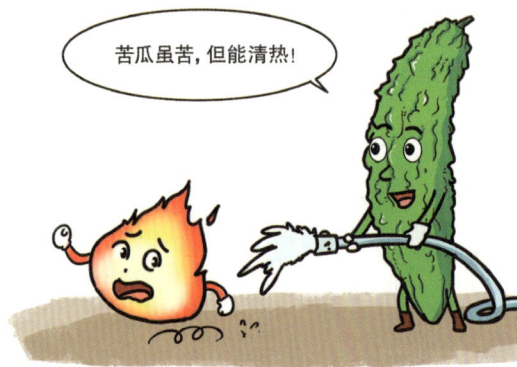

> 苦瓜虽苦，但能清热！

煮上一碗苦瓜黄豆排骨汤，享受美味的同时还能消暑清心呢。

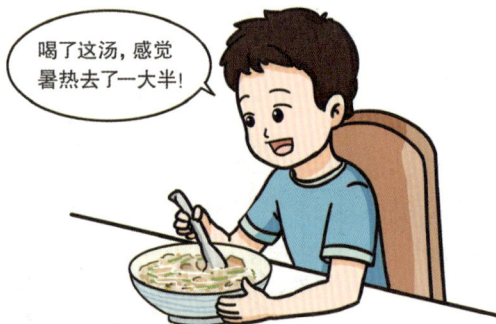

> 喝了这汤，感觉暑热去了一大半！

苦瓜黄豆排骨汤

炎炎夏日人们还很容易出汗，汗水带着体内的津液从皮肤流走，人就容易口渴口干。

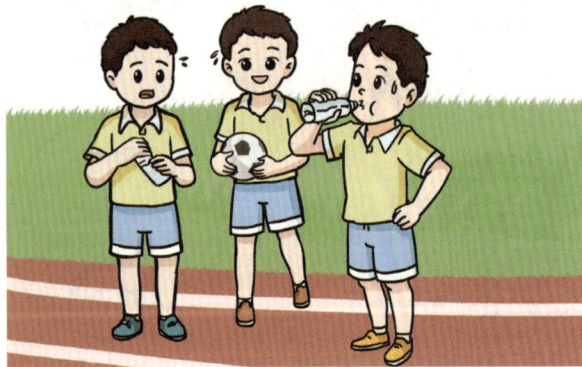

这时就要吃一些能生津液的食物，比如西瓜、葡萄等。

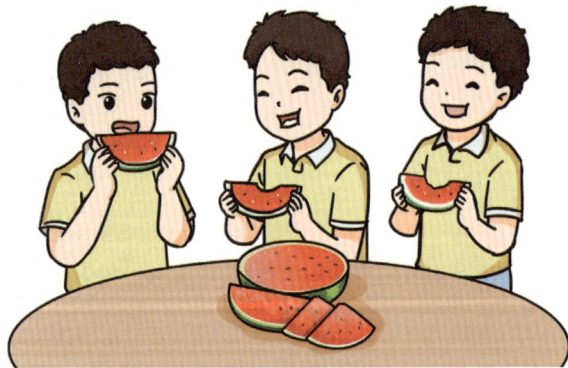

我们具有清热解毒、消暑除烦、利水消肿的功效，是解暑必备品！

绿豆

好嘞！

老板，来一碗绿豆汤消消暑！

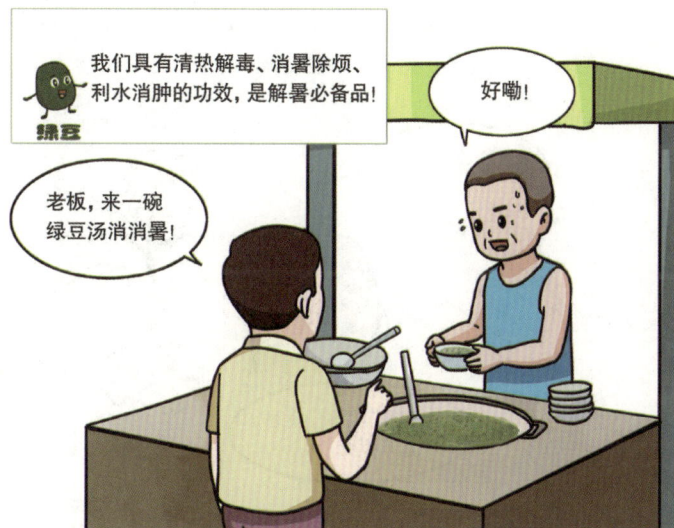

夏天长时间待在户外时，可以来一碗简单的绿豆汤预防中暑。

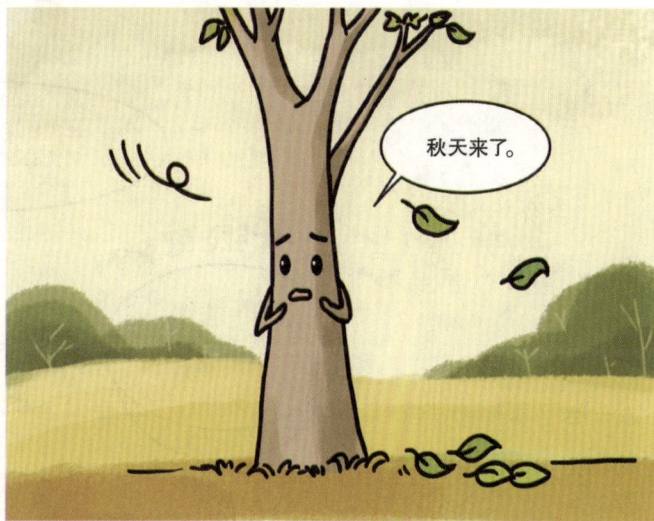

秋天来了。

到了秋天，天气逐渐变得干燥。

167

我们身体中的肺十分娇嫩，一干燥就容易受伤生病，最常见的表现就是咳嗽。

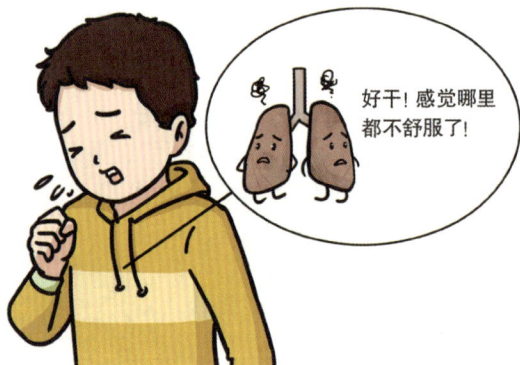

所以适合秋天吃的药膳食材是以养阴润肺为主的，比如银耳、百合、雪梨等。

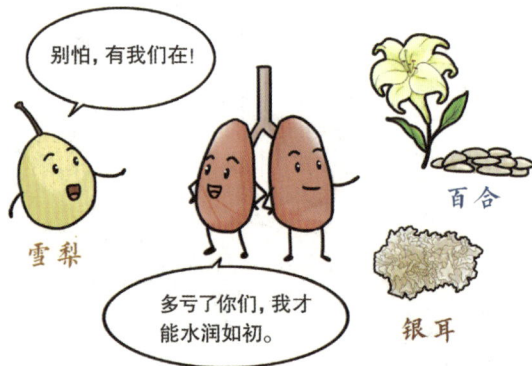

好干！感觉哪里都不舒服了！

别怕，有我们在！

多亏了你们，我才能水润如初。

雪梨

百合

银耳

还可以加些冰糖、枸杞之类的改善口感呢。

百合银耳粥

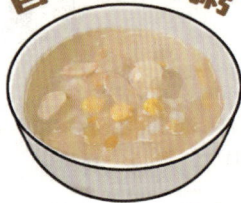

用百合银耳熬制的米粥，正适合秋天食用。

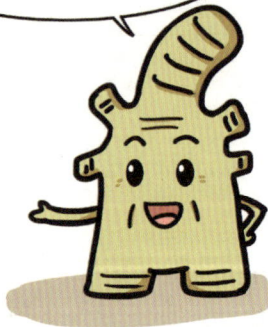

冬天，天气寒冷，我们体内的阳气渐渐收藏起来。

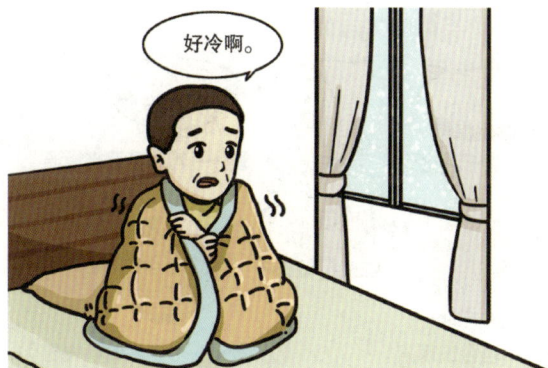

> 好冷啊。

这时为了驱赶寒邪，需要吃些有助于御寒的食物，比如羊肉、牛肉等。

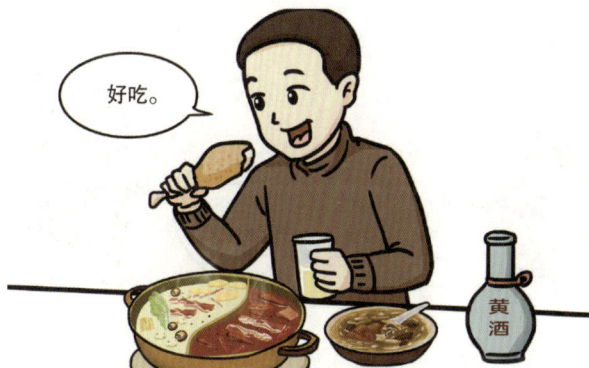

> 好吃。

黄酒

> 对于冬天怕冷的人们，我推荐这碗当归生姜羊肉汤。

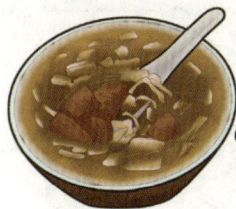

汉·张仲景

医圣张仲景在《金匮要略》中记载的当归生姜羊肉汤，便是经典的温补药膳。

169

同时可以适当地进补，使脏腑的气血旺盛，红枣山药粥就是个不错的选择。

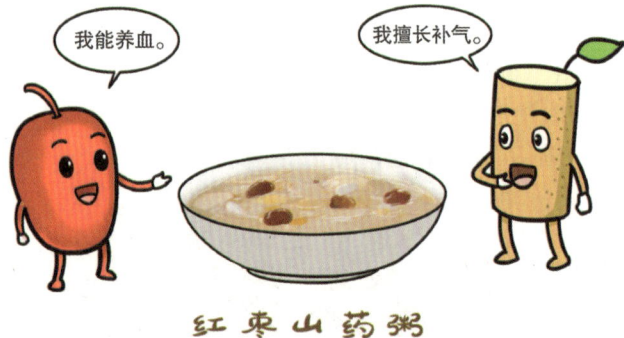

顺应四季的变化，选择不同的药膳。

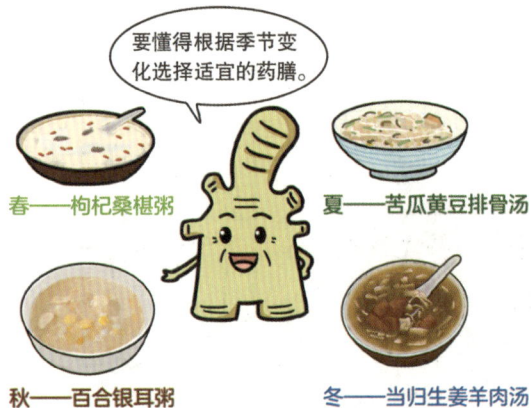

我能养血。

我擅长补气。

红枣山药粥

要懂得根据季节变化选择适宜的药膳。

春——枸杞桑椹粥

夏——苦瓜黄豆排骨汤

秋——百合银耳粥

冬——当归生姜羊肉汤

这样才能吃得合理，吃出健康。

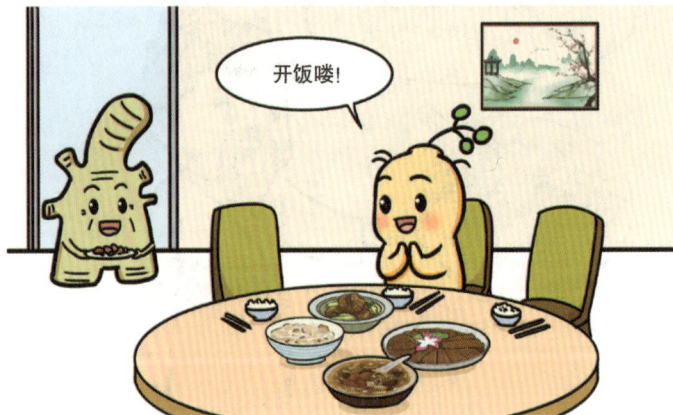

开饭喽!

第三节 吃药膳要注意哪些方面

健康长寿是每个人的愿望，为此人们做了许多努力，其中吃药膳就成了很多人的首选。

很多人认为只要多吃药膳就能强身健体，不会再生病了。

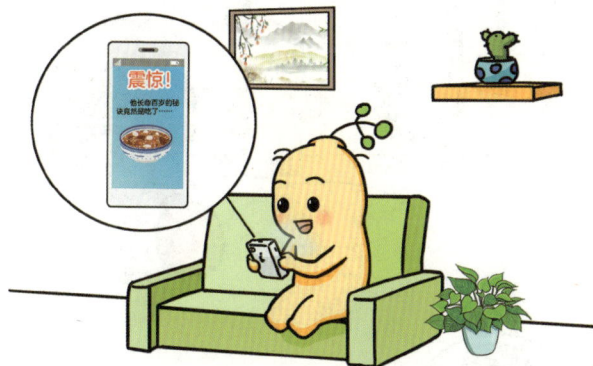

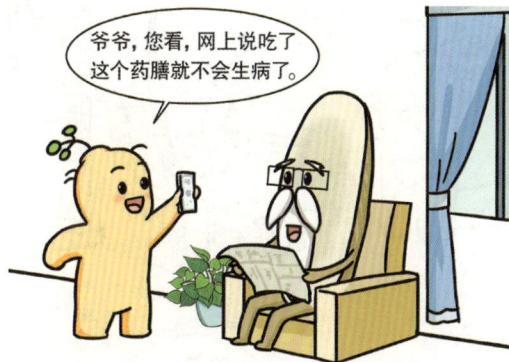

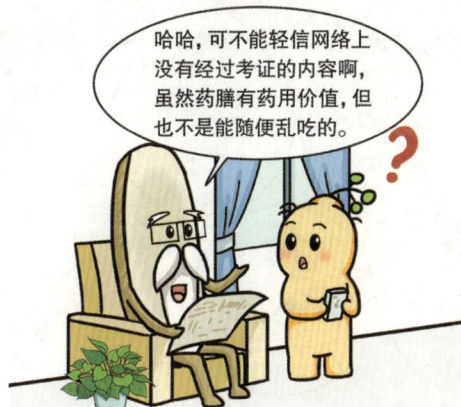

爷爷，您看，网上说吃了这个药膳就不会生病了。

哈哈，可不能轻信网络上没有经过考证的内容啊，虽然药膳有药用价值，但也不是能随便乱吃的。

但其实不然，即使是最上等的补品，如果食用不合理，也会损害我们的健康。

那么吃药膳我们需要注意些什么呢？

药食也像人一样，每味药都有其独特的"性格"，有自己擅长和不擅长的方面。

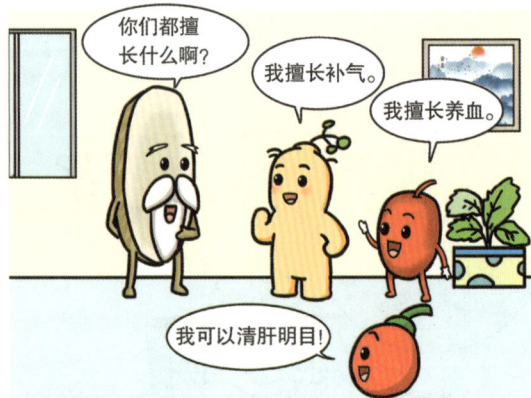

那我们吃药膳要注意些什么呢？

吃药膳也是有讲究的，让我慢慢和你说。

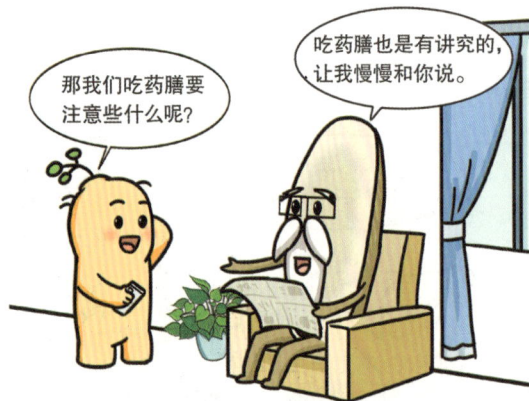

你们都擅长什么啊？

我擅长补气。

我擅长养血。

我可以清肝明目！

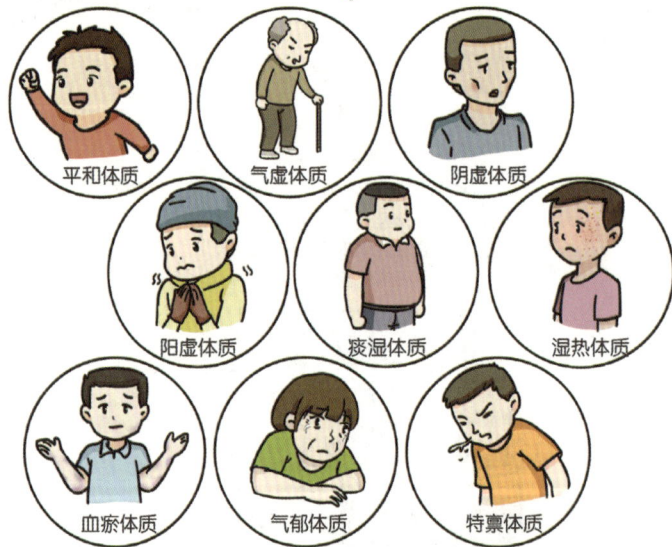

平和体质

气虚体质

阴虚体质

阳虚体质

痰湿体质

湿热体质

血瘀体质

气郁体质

特禀体质

中医学将人的体质分成了 9 种。

所以要根据不同的体质选择适宜的药膳。

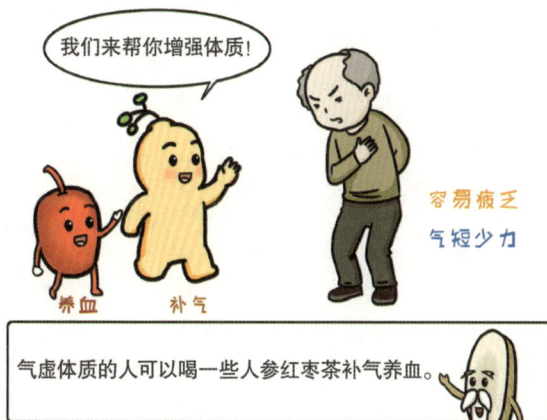

比如属于痰湿体质的人，平时就适合多吃有健脾祛湿作用的药膳，有助于减轻体内的痰湿。

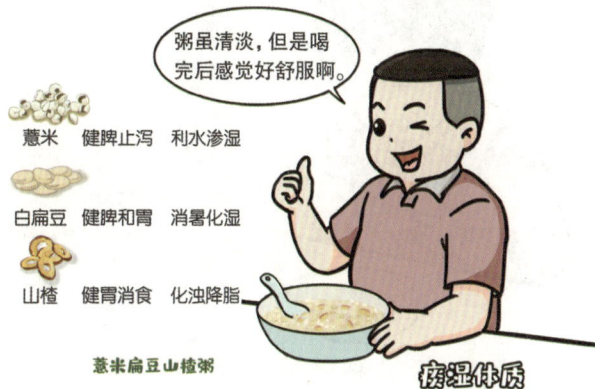

我们来帮你增强体质！

容易疲乏
气短少力

养血　　补气

气虚体质的人可以喝一些人参红枣茶补气养血。

粥虽清淡，但是喝完后感觉好舒服啊。

薏米　健脾止泻　利水渗湿

白扁豆　健脾和胃　消暑化湿

山楂　健胃消食　化浊降脂

薏米扁豆山楂粥

痰湿体质

不要以为只有老芪看病厉害，我用药膳一样能治病强身！

是啊，我们各有专长。

药膳，药膳，其药用价值不可忽视。针对不同的疾病，可以使用药膳来对证下药。

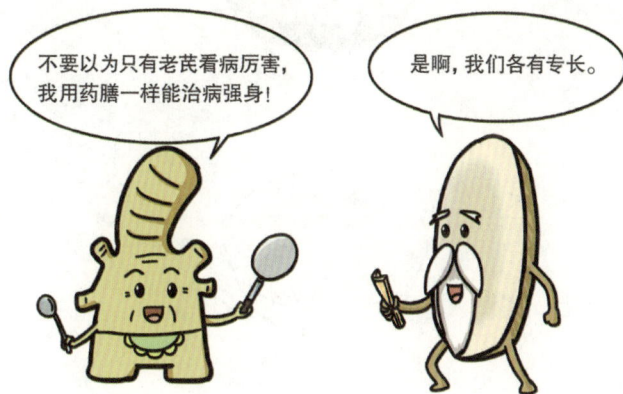

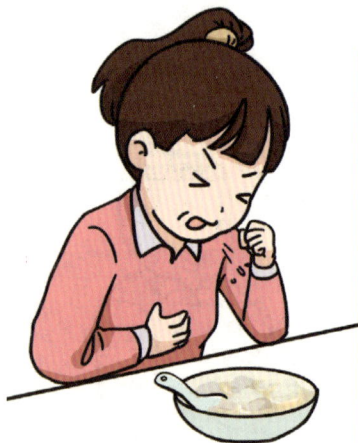

比如咳嗽痰稠、咽干口渴的人，就可以炖一道雪梨猪肺汤滋润肺燥，清热化痰。

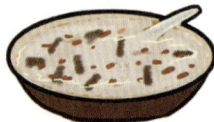

材料：猪肺500克，雪梨250克，
　　　川贝母20克，食盐适量。

做法：
① 雪梨洗净，连皮切成块状，
　　去核，川贝母洗净。
② 猪肺洗净，切成块状，飞水。
③ 将适量清水放入煲内，煮沸后
　　加入以上材料，猛火煲滚后改
　　用慢火煲2~3小时，加盐调味
　　即可。

功效：滋润肺燥，清热化痰，生津解渴。

适宜：咳嗽痰稠，咳痰不易，咽干口渴，
　　　上呼吸道感染，支气管炎等属肺燥者。

雪梨猪肺汤

春——枸杞桑椹粥

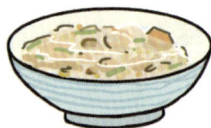

夏——苦瓜黄豆排骨汤

因时制宜

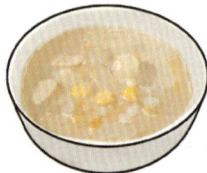

秋——百合银耳粥

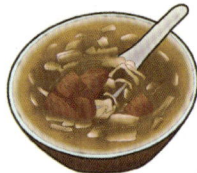

冬——当归生姜羊肉汤

之前我们说到的四季药膳，就是根据季节的不同"因时制宜"地选择药膳，来预防和治疗疾病。

除此之外，我们还需要注意培养正确的饮食习惯。

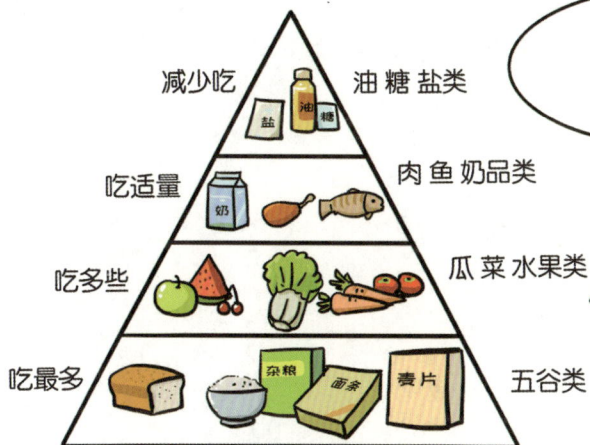

减少吃　　油 糖 盐类

吃适量　　肉鱼 奶品类

吃多些　　瓜 菜 水果类

吃最多　　五谷类

营养金字塔

为了我们的健康，从管住嘴巴开始。

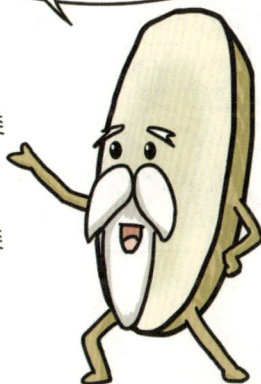

我就爱吃羊肉火锅，不吃菜!

我不想吃饭!

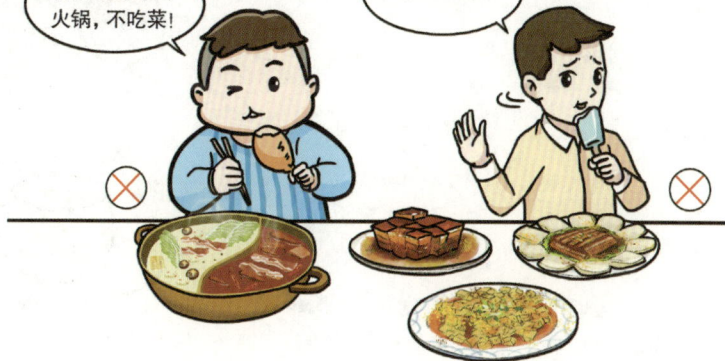

不能过于偏食或不吃某些食物，时间久了会因为营养失衡影响健康。

哎呦，肚子好痛啊。

厕所

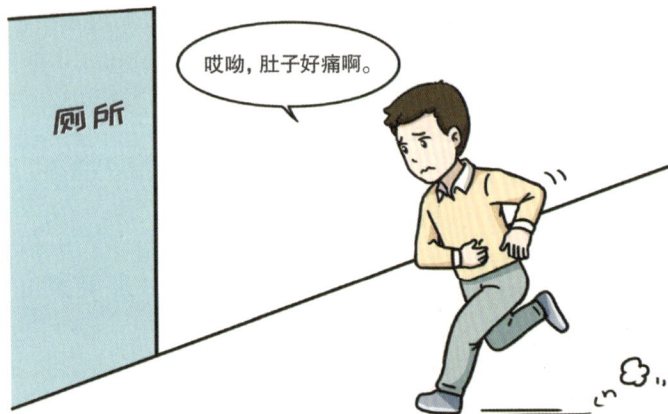

生病时就更要管住嘴了。比如着凉后会引起腹痛、腹泻。

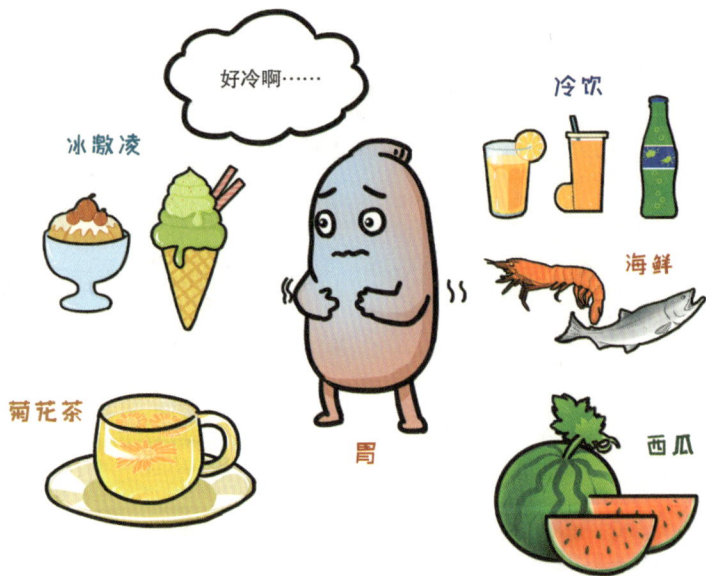

好冷啊……

冰激凌

冷饮

菊花茶

海鲜

胃

西瓜

这时偏于寒凉的食物就不能吃了，不然便会是雪上加霜。

176

药膳虽好，但也要遵循一定的原则，合理选择才能真正帮助到我们的身体。

药膳有着药物和食物的双重身份，需要有所选择地吃，才能吃出健康，要小心病从口入啊。

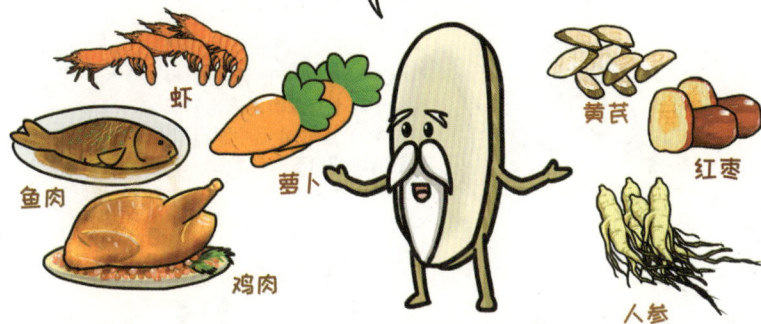

虾

鱼肉

萝卜

鸡肉

黄芪

红枣

人参

1

2

药膳虽好，但也不能解决一切问题，真正生病了一定要去看医生。

好的，我记住了！

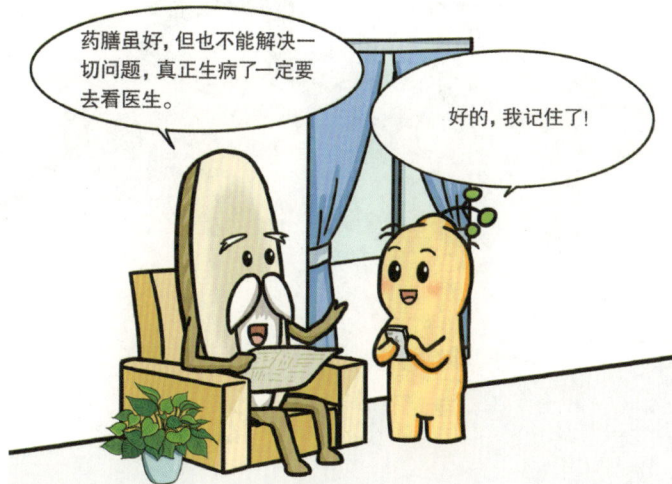

不过小朋友们一定要注意，生病了一定要到正规医院看病，专业的医生会帮助我们更好地恢复健康。

177

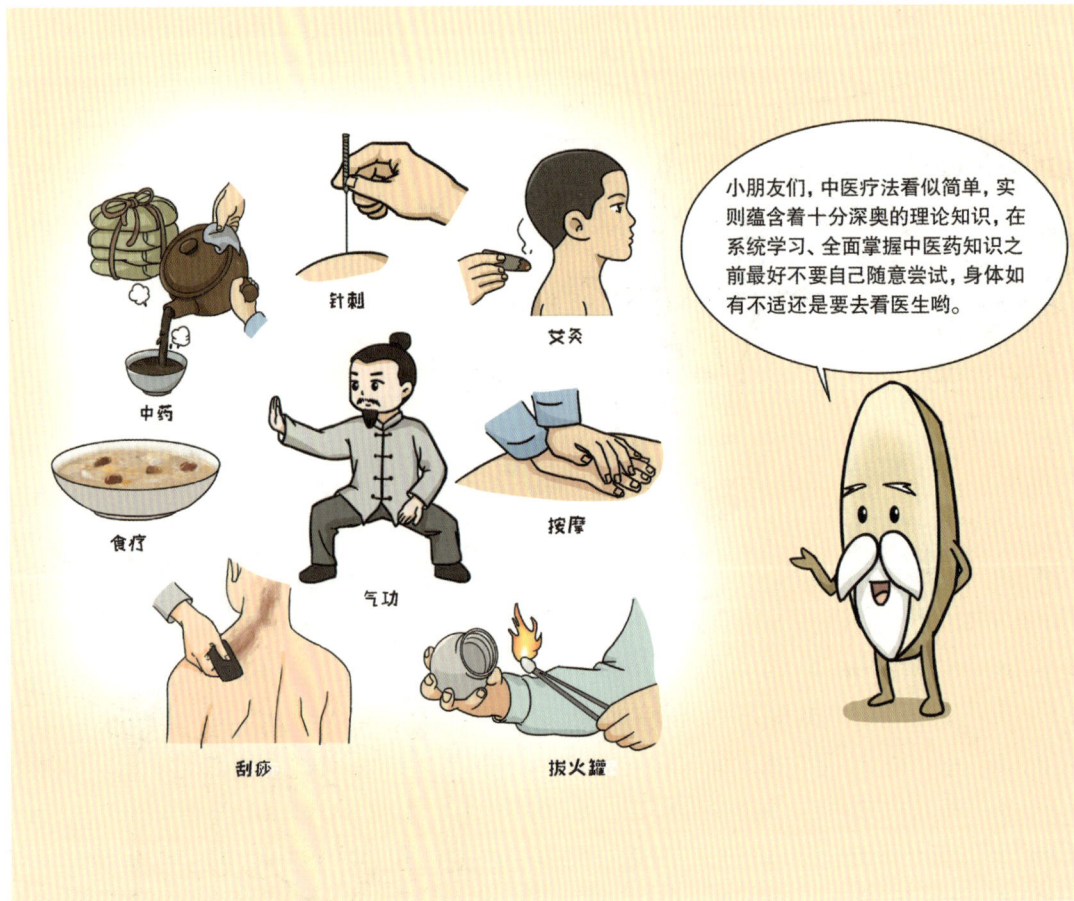

针刺

艾灸

中药

食疗

气功

按摩

刮痧

拔火罐

小朋友们，中医疗法看似简单，实则蕴含着十分深奥的理论知识，在系统学习、全面掌握中医药知识之前最好不要自己随意尝试，身体如有不适还是要去看医生哟。

致　谢

陈尔芳　　陈林男　　崔凤泽　　方佳钰　　方艺伟　　李日腾

李旭东　　林　峰　　林惠敏　　林文清　　刘锦堃　　任宏芝

吴　娟　　吴小云　　夏芳芳　　徐舒婷　　查晓晶　　赵振贤